Introducción

¿Qué dijo Jehovah a Eva, David y Juan?

"Y Jehovah Dios ordenó al hombre, diciéndole: de cualquier árbol de los mil que hay en el jardín come libremente, pero no comas del árbol del conocimiento del bien y del mal, pues el día que comas de él, morirás".

"Y la mujer dijo a la serpiente: podemos comer la fruta de los árboles del jardín, pero de la fruta del árbol que está en la mitad del jardín, Dios Todopoderoso dijo que no comiéramos, ni la tocáramos, para no morir". - Génesis 1:16.

"Y él será como un árbol plantado en los torrentes de agua".

"Que brota su fruta en su Estación, y cuya hoja, tampoco se marchita".

"Y lo absoluto prosperará".
David - Salmo I .

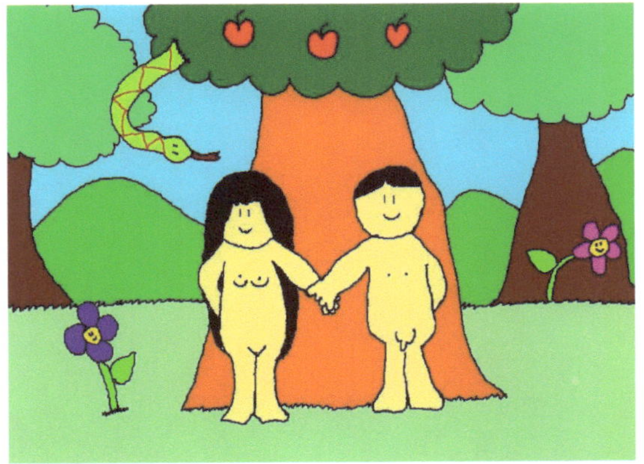

"Y en esta orilla del río y sobre la otra, está el árbol de la vida que soporta doce tipos de fruto, produciendo su fruta todos los meses y cuyas hojas son para curar las naciones". - San Juan, Cap. 22.

Parte primera

Maravillas y posibilidades del cuerpo humano

La Raza humana está dormida y sueña que la propiedad y el dinero son la verdadera riqueza de una nación, sacrificando a hombres, mujeres y niños en esa idea quimérica que utópicamente ha bailado en sus mentes con un esplendor visionario. El resultado de esto se ve en el malestar que prevalece por todas partes. Pero la humanidad se está despertando, despacio pero segura y comienza a darse cuenta de que: ella, por sí misma, es la cosa más preciada sobre la tierra.

La reconocida declaración hace tiempo de que los individuos que componen la raza humana son imperfectos, es tan verdad como que un montón de madera para la construcción es imperfecta, ésta debe ser transformada para poder construir luego en una casa. Pues es el negocio del carpintero utilizar la madera para la construcción, que es perfecta como material y construir la casa, el trabajo legítimo del hombre espiritual es así, utilizar el material perfecto que por todas partes se presenta y la estructura, por la ley perfecta de la química y de las matemáticas, perfeccionará a los humanos, armónicamente, con este material y empleará la misma ley para fomentar colectivamente a la sociedad.

Es un hecho fisiológico bien conocido que la sangre es la materia prima de la cual el cuerpo humano se construye continuamente. Como es la sangre, así es el cuerpo; como es el cuerpo, así es el cerebro; como es el cerebro, así es la calidad del pensamiento. Como piensa un hombre, así crea.

Según las opiniones de los estudiantes de la alquimia moderna, la Biblia -tanto el Antiguo como el Nuevo Testamento-

son escrituras simbólicas, basadas sobre todo en el mismo proceso de construcción del cuerpo. La palabra Alquimia significa realmente "estudio del ser humano". Se deriva de la palabra "Chem", una antigua palabra egipcia, que significa "carne". La palabra Egipto también significa "la carne" o "la anatomía".

Alquimia, sin embargo, en su alcance más amplio, significa la ciencia de los rayos solares. El Oro puede encontrarse en los Rayos Solares. La palabra "Oro" significa "Esencia Solar". La transmutación del oro no significa el proceso para hacer Oro, sino que significa el proceso de cambiar el Oro, rayos solares, en todas las maneras de materializar las formas, vegetales, minerales, etc. El antiguo Alquimista estudió el proceso de la Naturaleza en sus operaciones de volatilizar lo fijo, de fluidificar lo sólido, de lograr la esencia de la sustancia o de concretar lo abstracto, que se puede resumir en "cambiar el Espíritu por la Materia". En realidad, el Alquimista no intentaba hacer nada, simplemente buscaba los procesos de la Naturaleza para poder comprender sus maravillosas operaciones.

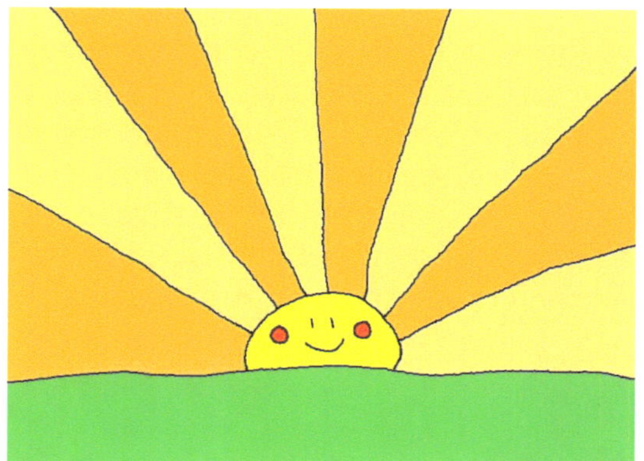

Podemos estar seguros, de que la lengua usada, que a nosotros nos parece simbólica y a menudo contradictoria, en realidad no estaba previsto que así fuera.

Hablamos con símbolos.

Si un hombre delira, a causa del alcohol que contienen sus células-cerebrales, decimos que tiene "el diablo en sus zapatos", por supuesto, nadie supone que las palabras deban ser tomadas literalmente. Con todo, si nuestra civilización futura, mirase nuestro relato, traducido, después de cuatro o cinco mil años, los que leyeran nuestra historia se desconcertarían al no saber que significaba tener "el diablo en sus zapatos".

Una vez más, la mayoría de la gente piensa que las palabras: "Transmutación de los metales básicos en Oro", utilizadas por los Alquimistas, se refieren a hacer Oro. Un estudio cuidadoso de las Cosmogonías Hebreas y la Cábala, revelan el hecho de que el Alquimista hacía referencia a los Rayos Solares cuando utilizó la palabra Oro.

"Los metales básicos", significan simplemente la Materia o lo básico. La disolución o desintegración de la materia, la combustión de la madera o del carbón, les parecía tan maravilloso a estos Filósofos como el crecimiento de la madera o la formación del carbón o de los minerales. Así pues, la transmutación de metales básicos en Oro significaba simplemente el proceso de cambiar lo fijo en volátil o sea la desmaterialización de la materia, por calor o mediante procesos químicos.

Se cree por parte de los estudiantes modernos de Alquimia que los libros del Antiguo y Nuevo Testamento son una obra de Alquimia y Astrología, ocupándose por entero de la maravillosa operación de los elementos aéreos (Espíritu) en el cuerpo humano, hecho de forma tan maravillosa y admirable. La misma autoridad viene dada para las declaraciones: "Saber que vuestros cuerpos son el templo de Dios" y "Venid a mí todos los que estéis cansados de trabajar y yo os daré descanso". Nuestra letra B es la Beth hebrea, representando una casa o un templo, el Templo del alma - el cuerpo. Así entramos en la comprensión de que el Cuerpo es realmente la Casa del Padre, el Templo de Dios; el Alma asegura la paz y la alegría al resto.

El cuerpo humano se compone de principios perfectos, gases, minerales, moléculas o átomos; pero éstos constructores de la carne y los huesos no están siempre ajustados correctamente. Las maderas o los ladrillos usados en la fabricación de casas pueden ser tranformados sin cesar y todavía son el material perfecto.

El Templo de Salomón es una alegoría del Templo del Hombre - el Organismo Humano. Esta casa se construye siempre "sin ruido de sierra o de martillo".

El verdadero Ego se manifiesta en una Casa, Beth, una Iglesia o un Templo - Templo del Alma de los Hombres.

El plexo solar (soular) es el gran Sol central o dínamo, en el cual la Mente Subconsciente (otro nombre para Dios) funciona y causa el concepto de la consciencia individual. El cerebro del hombre es el Hijo de Dios, el mediador (en medio) entre la dínamo central y el Océano Cósmico del Espacio. Así la digestión o combustión del alimento, circulación de la sangre, inspiración de la respiración de vida (elementos del aire), es seguida por la cooperación de la trinidad santa: Dios, el plexo solar; el Hijo, el cerebro y el Espíritu Santo o todo el aire.

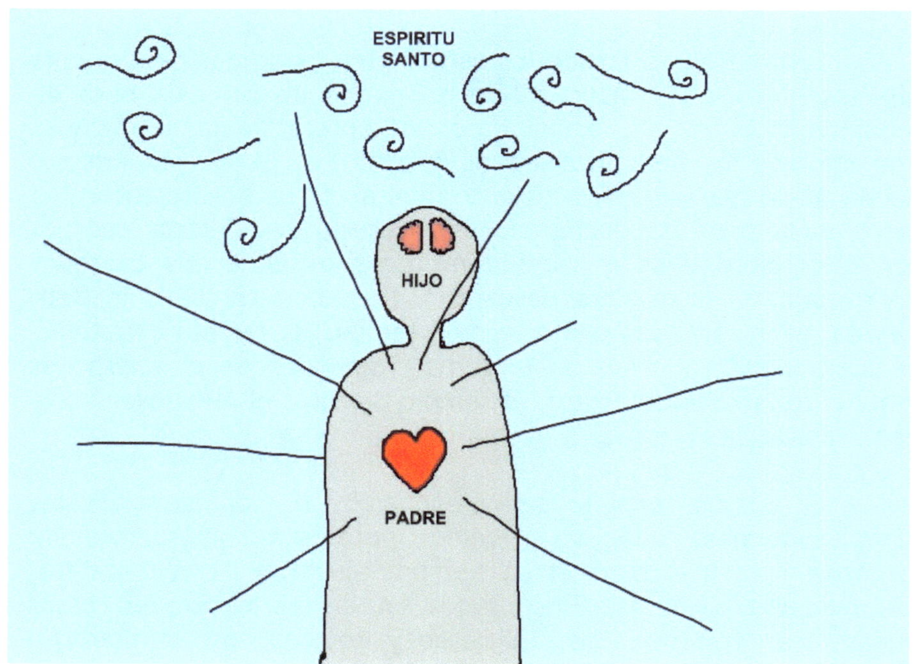

No nos asombra que los antiguos videntes y Alquimistas declararan que "Tu cuerpo es el Templo de Dios vivo" y "El Reino del Cielo está dentro de ti". Pero el hombre, cegado por el egoísmo, busca aquí y allá, busca en los cielos con su telescopio, excava profundamente en la tierra y se zambulle en las profundidades del océano en una búsqueda inútil del Elixir de la Vida que "se puede encontrar entre sus pies y la coronilla de su cabeza". Realmente nuestro cuerpo humano es un mecanismo milagroso. Ningún trabajo del hombre puede compararse con él, en la exactitud de su proceso y en la simplicidad de sus leyes.

En la madurez, el esqueleto humano contiene cerca de 165 huesos, tan delicados y ajustados perfectamente que la ciencia se ha desesperado siempre al querer imitarlo. Los músculos son cerca de 500; longitud del canal alimenticio: 9,75 metros; cantidad de sangre en el adulto medio: 5 litros o el 15% del peso del cuerpo; el corazón tiene 15 centímetros de longitud y 10 centímetros de diámetro y late setenta veces por minuto, 4.200 veces por hora, 100.800 por día, 36.720.000 por año. En cada latido, bombea aprox. 20 cm³ de sangre, 1,7 litros por minuto, 100 litros por hora o cerca de 2,4 toneladas por día.

Toda la sangre en el cuerpo pasa a través del corazón cada tres minutos; y durante setenta años bombea 61.320 toneladas de sangre.

Los pulmones contienen 1,6 litros aprox. de aire en su estado inflado normal. Respiramos un promedio de 1.200 respiraciones por hora; inhalamos 1.920 litros de aire por hora o 46.000 litros a diario.

La superficie total de células respiratorias de los pulmones supera los 5.000 cm², un área casi igual a la de una habitación de 5 metros cuadrados. El peso medio del cerebro de un adulto es de 1.588 gramos; el cerebro femenino medio, 1.020 gramos. Los surcos de las células cerebrales y los tejidos del cerebro de una mujer son más finos y más delicados en la fibra y en su mecanismo, lo que explica evidentemente la mayor intuición de las mujeres. Resulta que la diferencia en los surcos cerebrales y la delicada materia del tejido cerebral es la responsable de los grados de consciencia, llamados razón e intuición.

Todos los nervios están conectados directamente con los del cerebro a través de la médula espinal, pero los nervios reciben su alimento de la sangre y su energía para el movimiento de la dínamo del plexo solar. Los nervios, junto con sus ramas y ramificaciones insignificantes, exceden probablemente la cifra de diez millones.

La piel se compone de tres capas y varía entre tres y cinco milímetros y medio de grosor. El área media de la piel se estima que pueda estar cerca de los 5.000 centímetros cuadrados. La presión atmosférica, siendo 2,5 kg por centímetro cuadrado supone para una persona de tamaño medio estar sujeto a una presión de 18.144 kg.. Cada 2,5 centímetros de piel contiene 3.500 tubos de sudor o poros transpirables (que se pueden comparar a una pequeña válvula de drenaje), 5,5 milímetros de longitud, haciendo una longitud total de la superficie entera del cuerpo de 61 kilómetros como un tubo para drenar el cuerpo de casi sesenta y un kilómetros de longitud.

Nuestro cuerpo absorbe un promedio de 2,7 Kg. de alimento y bebida al día, que asciende a una tonelada de alimento sólido y líquido anualmente, de modo que en setenta años un hombre habrá comido y bebido 1.000 veces su propio peso.

No se conoce en todas las obras de la arquitectura o la mecánica un solo dispositivo que no se encuentre en el organismo humano.

La polea, la palanca, el plano inclinado, la bisagra, la "junta universal", los tubos y trampillas; las tijeras, la muela, el látigo, el arco, las vigas, los filtros, las válvulas, el fuelle, la bomba, la cámara fotográfica; la irrigación de las plantas, el telégrafo y los sistemas telefónicos; todos éstos y cientos de otros dispositivos que el hombre piensa que ha inventado, pero que han sido telegrafiados al cerebro desde el Plexo Solar (centro cósmico) y se han copiado de manera rudimentaria o han sido velados objetivamente.

No hay arco hecho por el hombre tan perfecto como el arco formado por los extremos superiores de las dos piernas y la pelvis para apoyar el peso del tronco. Ningún palacio o catedral, ha sido construido jamás con un sistema de arcos y vigas tan perfectos.

No hay canal en la tierra tan completo, tan espacioso o tan famoso como ese maravilloso río de la vida, el "Torrente Sanguíneo".

El violín, la trompeta, el arpa, el piano, el órgano y todos los demás instrumentos musicales, son simples falsificaciones de la voz humana.

El hombre ha intentado en vano imitar la articulación de la rodilla, del codo, de los dedos de la mano y de los dedos del pie, a pesar de tenerlo ante sus narices.

Otro prodigio del cuerpo humano es el proceso de autorregulación, por el cual la naturaleza mantiene la temperatura de salud en 36,6 grados. No importa si está en la India, con temperaturas de 45 grados o en las regiones árticas, donde los registros muestran 30 grados por debajo del punto de congelación, la temperatura del cuerpo se mantiene, prácticamente constante en 36,6 grados, a pesar de las temperaturas extremas a las que está sujeto.

Se dice que "todos los caminos conducen a Roma". La ciencia moderna ha descubierto que todos los caminos del verdadero conocimiento conducen al cuerpo humano. El cuerpo humano es un arquetipo del universo y cuando el hombre vuelva a una búsqueda poderosa e investigue y razone sobre si mismo, como ha realizado fuera de él mucho tiempo, aparecerán el Nuevo Cielo y la Tierra Nueva.

Es verdad que la carne está hecha de sangre, pero no es cierto que la sangre esté hecha del alimento. Las sales celulares inorgánicas contenidas en los alimentos son liberadas por el proceso de la digestión o combustión y transportadas a la circulación a través de los delicados tubos absorbentes de las mucosas del estómago y de los intestinos. El Aire o Espíritu, inspirado por los pulmones, entra en las arterias (portadoras del aire) y se une químicamente con la base mineral y gracias a una transformación maravillosa crea la carne, los huesos, el pelo, las uñas y todos los fluidos corporales.

De la roca (Pedro o Petra, significando piedra) de las sales minerales está construida la estructura humana, y el Sepulcro (el Estómago o el Infierno inferior) no prevalecerá contra ellas. Los minerales en el cuerpo no se desintegran ni se descomponen en el Sepulcro, estómago.

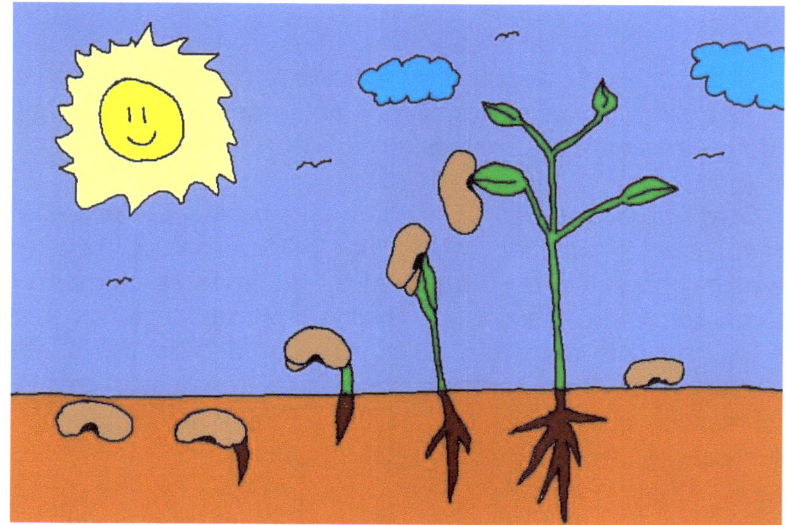

Las grasas, la albúmina, la fibrina, etc., que componen la parte orgánica del alimento, se queman en el proceso de la digestión y se transforman en energía o en fuerza para cargar la dínamo humana. La sangre se hace del Aire; así todas las naciones que viven sobre la tierra están formadas de la misma Sangre, todas respiran el mismo Aire. El mejor alimento es el alimento que se quema más rápido y más fácil; es decir, con el menor desgaste para el ser humano.

Las funciones sexuales del hombre y de la mujer; la santa operación de la energía creativa se manifiesta en el varón y en la hembra; la formación del germen de la vida en el ovario y los fluidos sexuales; el procedimiento divino "del Verbo hecho carne" y los misterios de la concepción y del nacimiento son el desespero de la ciencia.

"Tu cuerpo es el templo del Dios vivo" porque "Dios insufló al hombre la respiración de la vida".

En palabras de Epicteto, "Infeliz, llevas a Dios dentro de ti y no lo sabes".

Walt Whitman canta:
"Me dejo llevar e invito a mi alma; Me apoyo y me dejo ir con facilidad, observando una brizna de hierba en verano. Pura y sana está mi alma y claro y dulce es todo lo que no es mi alma".

"Son bienvenidos todos mis órganos y cualidades y los de cualquier hombre sincero y puro, no hay ni siquiera una partícula de un milímetro, que sea infame, y todos somos la misma familia.

"Divino soy, por dentro y por fuera y hago sagrado lo que toco o me toca".

"Digo que ningún hombre nunca ha sido lo bastante devoto; nunca ha adorado o venerado lo bastante; nadie ha comenzado a pensar cómo de Divino es y que cierto es el futuro".

El nervio vago, llamado así debido a sus ramas que vagan (vagabundas), es la maravilla más grande del organismo humano. El dolor disminuye la circulación a través del nervio vago, esto produce una condición de desnutrición y a eso sigue la tuberculosis, a menudo precipitadamente.

Las raíces del nervio vago están en el bulbo raquídeo, en la base del cerebro o del cerebelo y explican porqué la muerte sucede si la médula se rompe en ese punto. Controla la acción del corazón y si una droga tal como el acónito se administra, incluso en dosis pequeñas, su efecto sobre este nervio queda demostrado al retardar la acción del corazón y disminuir la presión arterial. En dosis más grandes paraliza los extremos del nervio vago en el corazón, tanto que el pulso llega a ser repentinamente muy rápido y al mismo tiempo irregular. Los ramas del nervio vago alcanzan el corazón, los pulmones, el estómago, el hígado y los riñones.

La preocupación causa la enfermedad renal, pero es el nervio vago y especialmente esa rama que abarca a los riñones y bajo el entusiasmo o preocupación indebida o la tensión, causa la parálisis o la insuficiencia renal.

Cuando decimos que el corazón de un hombre se encoje a causa del miedo o la aprehensión, esto se percibe por el efecto de este nervio sobre la acción del corazón. Si su corazón late a gran velocidad con las esperanzas o suspira aliviado, es el nervio vago quien ha dirigido el estado mental al corazón y ha acelerado su acción o ha causado ese movimiento espasmódico de los pulmones que llamamos un suspiro.

Los nervios del cuerpo humano constituyen el "Arbol de la Vida", con sus hojas curativas. Las aguas que fluyen por los "Ríos de la Vida" son las venas y las arterias a través de las cuales circulan las corrientes rojas, corrientes magnéticas del Amor - del Espíritu hecho visible.

Acidos y alcalís, actuando,
Procediendo y actuando otra vez,
Operando, transmutando, fomentando,
En las agonías y los espasmos del dolor
Uniendo, reaccionando, compensando,
Como las almas que sufren
Unos lo llaman Química,
Otros lo llaman DIOS.

Maravillas y posibilidades del cuerpo humano

Contempla el sistema del telégrafo divino, millones de cables de nervios que funcionan a través del maravilloso Templo, el Templo no hecho con las manos, "sin ruido de sierra o martillo". Mira el Sol Central del sistema humano -Plexo Solar- palpitando vida abundantemente.

Alrededor de esta dínamo Divina, puedes ver a los animales mitológicos del zodíaco que, día y noche, están adorando ante el Trono diciendo, "Santo, Santo, eres Tú, Señor Dios Todopoderoso". Los animales mitológicos del zodíaco son los doce plexos de los centros neurálgicos, estaciones telegráficas, como los doce signos zodiacales que unen sus manos en un círculo fraternal a través del abismo del espacio.

El aire licuado, utilizado en aviación, respirado profundamente es utilizado, hoy en dia, para el desarrollo físico y curativo de las enfermedades de los submarinistas. En cada cerebro hay células aletargadas, esperando "la llegada del Novio", la vibración de la edad de Acuario (Aire - Cristo) que las resucitará.

Por todas partes tenemos pruebas del despertar de las células cerebrales aletargadas. Muchos, si no todos, de los fenómenos espirituales, personalidad múltiple, telepatía mental y manifestaciones semejantes, son explicables bajo la hipótesis de la posibilidad del despertar y utilizar las células del cerebro aletargadas.

El ojo no es menos maravilloso, siendo la más perfecta cámara fotográfica y en 3D. La retina es la placa en la cual se enfocan todos los objetos por medio de la lente del cristalino. La cavidad detrás de esta lente es el obturador. El párpado es la lanzadera de las lágrimas. La cubierta del cuarto oscuro óptico es la única membrana negra en todo el cuerpo. Esta cámara fotográfica en miniatura se auto enfoca, auto recarga y auto revela y hace millones de fotografías diarias a todo color y ampliaciones a tamaño natural.

La paleta de colores está preparada, tablas de maravillosos

colores, con las cuales mostrar las 729 expresiones distintas y muchos matices de muy distintas variedades que tiene el ojo.

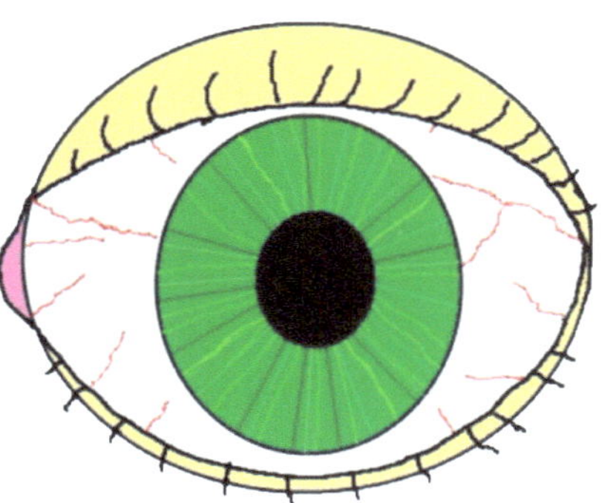

El poder de la percepción de los colores es abrumador. Para percibir el rojo, la retina del ojo debe vibrar a una frecuencia de 395.000 hertzios. por segundo; para el violeta debe vibrar a 790.000.000 hz/seg. En estado de vigilia nuestros ojos son bombardeados cada segundo como mínimo por 10.000.000 de vibraciones.

El oído es un misterio colosal y el fenómeno del sonido es un secreto registrado solamente en el Sancta Sanctorum de la Mente Infinita.

¿Y qué es la mente? No sabemos absolutamente nada sobre ella. Algunos creen que la mente es el producto de la operación química de la materia, por tanto: los átomos o los materiales que componen el cuerpo humano. Estas personas afirman que todos los electrones son partículas de la Inteligencia Pura y saben que es lo que tienen que hacer. Otros sostienen la teoría de que la Mente Universal (u otra teoría semejante) forma un cuerpo a partir una pequeña cantidad de materia, ellos no saben cual es, pero intentan descifrarlo o beneficiarse de ello.

Visiones de belleza y de esplendor,
Formas de una raza desaparecida durante largo tiempo,
Sonidos, caras y voces
De la cuarta dimensión del espacio;
Y atravesando el universo ilimitado,
Van nuestros pensamientos, son relámpagos;
Algunos lo llaman Imaginación,
¡Y otros lo llaman DIOS!

Maravillas y posibilidades del cuerpo humano

Nos preguntamos y maravillamos ante la presencia de ese cosmos palpitante, el corazón. Las toneladas de "Agua Viva", enrojecida por la química del Amor a través de este trono central, cada día, fluyen para enriquecer el Jardín del Edén hasta que en sus lugares baldíos florezcan Rosas.

Toma mi mano y ven conmigo a la casa del Alma - ese maravilloso Cerebro. ¿Puedes contar a que velocidad laten y vibran las células? No, no hasta que puedas contar los granos de arena de las orillas del océano. Estas células con matices del arco iris son las teclas que los dedos del alma pulsan, para formar parte en la Sinfonía de las Esferas.

Por fin hemos visto el "Nacimiento del alma y estamos satisfechos". No más Templos de Reyes Magos ahora, sino que por el contrario el templo del Ego, el glorioso Beth humano. Por lo menos hemos encontrado la Verdadera Iglesia de Dios, el Cuerpo Humano. En este Cuerpo o Iglesia, el Espíritu funciona como si fuera un mago químico o alquimista. No busques más en las profundas y espesas selvas de la India o escalando el Himalaya en búsqueda de un maestro - un mahatma - o un anciano sacerdote que vive en alguna cueva misteriosa donde los ritos y las ceremonias ocultas se supone que revelan la sabiduría del pasado. Por el contrario, has encontrado el Reino Verdadero dentro del Templo que no necesita iluminarse con ningún Sol externo de día, ni por la Luna ni las Estrellas por la noche. Y entonces el Alma embelesada llega a ser consciente de que, la piedra ha rodado lejos de la puerta del concepto material donde había dormido y ahora escucha la voz del Padre dentro, diciendo: ¡Dejar que se haga la luz!" y siente la libertad que logras al saber que tu mismo eres el Ser.

Y ahora, el hombre, el Ego, también se da cuenta del significado del "Día del Juicio". Se da cuenta de que el Juicio significa el conocimiento, por lo tanto la capacidad de juzgar. El hombre entonces juzga correctamente, porque ve la Sabiduría de la Vida Infinita en todos los hombres, en todas las cosas, en todos los acontecimientos y en todos los ambientes. Así hace que el Nuevo Nacimiento ocurra y el Reino de la Armonía reine ahora.

El hombre debe darse cuenta, sin embargo, que él es el creador o constructor de su propio cuerpo y que él es el responsable a cada momento de su construcción y a todas horas de su cuidado. El, y sólo él, puede seleccionar y poner juntos los materiales proporcionados por el Universo para su construcción. El hombre ha podido escalar los cielos, medir las distancias entre las estrellas y los cuerpos planetarios y analizar los componentes de los soles y de los mundos, con todo no puede dejar de comer sin enfermar; puede predecir con antelación de años, los eclipses y las mareas, pero, sin embargo, no puede mirar suficientemente lejos en sus propios asuntos para predecir cuando enfermará a causa de la gripe o para calcular exactamente el final de alguna enfermedad corporal que pueda afligirlo. Cuando descubra lo que él es realmente y cómo y cuánto ha participado en la elaboración de si mismo, estará preparado para comprender la idea de las maravillosas posibilidades de cada Alma y Cuerpo Humano y sabrá por completo y enteramente que cada hombre es su propio Salvador. Mientras niegue sus propios poderes y mire fuera de sí mismo para salvarse de futuras enfermedades, será una criatura extraviada. Si la raza va a ser redimida, ello deberá suceder como resultado del pensamiento seguido por la acción. Si la raza debe pensar diferente a como ahora lo hace, ésta debe tener nuevos cuerpos con nuevos cerebros. El hombre debe Renacer de nuevo.

Los fisiólogos modernos saben que nuestro cuerpo se construye por completo cada año, a través de él se expulsan las células gastadas y se forman las nuevas, eso sucede a cada minuto. La Naturaleza se cuida de los procesos de elaboración, pero nosotros somos responsables de los planes de reconstrucción. El hombre debe aprender a hacer funcionar la maquinaria de su propio cuerpo con la misma exactitud matemática que ahora muestra en el control de un motor o de un automóvil, antes de que pueda demandar su Herencia Divina y proclamarse su propio amo.

La Ley de Vida, no es un agente trabajando independiente de la humanidad y separado de la vida individual. El hombre mismo es una fase de la gran ley en funcionamiento. Una vez despierte plenamente a la cooperación universal de las cualidades e ideas por completo, con las cuales funcionan las grandes dínamos, él -el Ego- una de las expresiones del infinito, podrá liberarse de los aparentes entornos de la materia y se dará cuenta de su poder, por tanto, verificará su dominio sobre todos los elementos que han intervenido en su creación. El ha ayudado de hecho a su creación. Siendo un Pensamiento, un soplo del Espíritu Universal, es coeterno con él.

En el actual concepto materialista, no podemos darnos cuenta de la extensión de nuestra sabiduría. Cuando despertemos al Espíritu, (Conciencia - Conocimiento) de que nosotros somos egos que tienen cuerpos o templos y no cuerpos que tienen almas o espíritus, veremos el objetivo o la razón de todos los símbolos o manifestaciones y empezaremos a darnos cuenta de nuestro propio poder sobre todas las cosas creadas.

En esta era de Acuario, los grandes cambios en las leyes de la naturaleza vendrán rápido y darán como resultado los grandes cambios en los asuntos de la humanidad. Las leyes de la vibración serán dominadas y con su operación las manifestaciones materiales se formarán y moldearán a voluntad del hombre. Es solamente cuestión de tiempo que todas las necesidades de la vida se produzcan directamente de los elementos del aire.

Es bien sabido por los químicos que todas las clases de frutas, cereales y vegetales se producen directamente de los elementos del aire y no de la tierra. La tierra, por supuesto, sirve como polo negativo y suministra las sales minerales de cal, magnesio, hierro, potasio, sodio y sílice, que actúan como portadores del agua, además del aceite, la fibrina, el azúcar, etc. y así crece la planta; pero, el aceite, el azúcar, la albúmina, etc., son formados por una precipitación o una condensación de los principios del aire y no de la tierra. Esto es un hecho sobradamente probado. El Sr. Berthelot, científico francés; Tesla, el mago austriaco y el propio Edison, sostienen desde hace mucho tiempo, que el alimento se puede producir por un proceso sintético de sus elementos artificialmente.

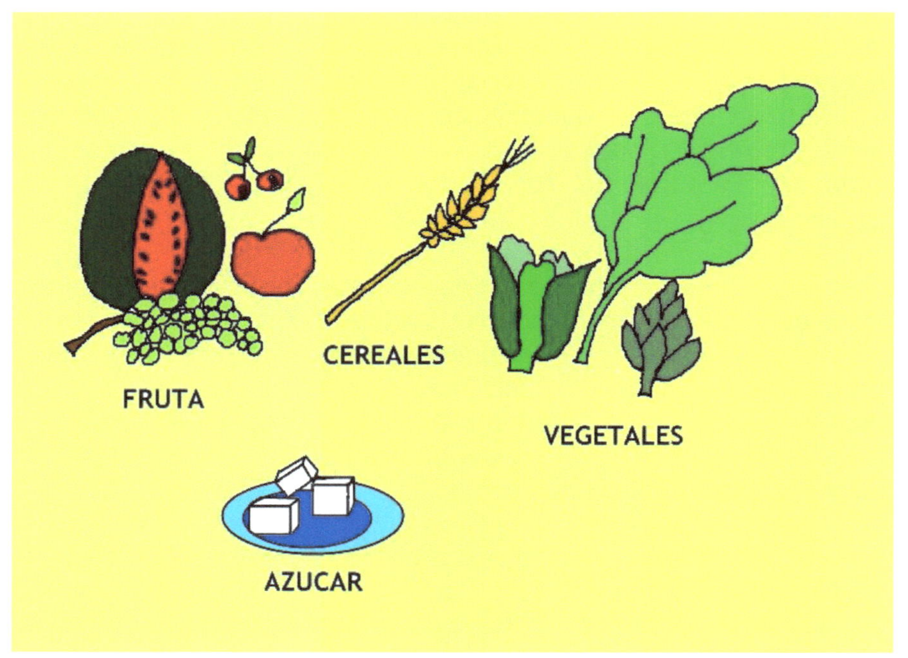

Aproximadamente seis o siete extractos, así también como materiales colorantes, se están fabricando ahora de esta manera. El colorante amarillo se produce hoy día, casi exclusivamente, por este proceso.

El azúcar se ha hecho recientemente en el laboratorio a partir de glicerina, que el profesor Berthelot hizo primero, directamente de alcohol sintético. El comercio lo está empezando ha utilizar ahora y se ha patentado una invención por la cual el azúcar puede hacerse a escala comercial, a partir de dos gases, por algo así como 3 céntimos por Kilo, M. Berthelot declara que no tiene la menor duda de que el azúcar se fabricará a gran escala sintéticamente, y que la cultura de la caña de azúcar y de la remolacha se abandonará, porque dejará de ser rentable.

Las ventajas químicas prometidas por M. Berthelot a las generaciones futuras son maravillosas. Cita el caso del Alzarin, un compuesto de fabricación sintética con el que los químicos han destruido una gran industria agrícola. Es el principio esencial de la raíz de la planta Rubia Tinctorum, que se usaba para teñir. Los químicos han conseguido ahora fabricar el color índigo, directamente de sus elementos y pronto será un producto comercial. Entonces los campos de índigo, además de los de "Rubia" serán abandonados y los laboratorios industriales ocuparán su lugar.

Los bioquímicos, hace tiempo, anticiparon la teoría de que los tejidos animales se forman del aire inhalado y no del alimento. El alimento, por supuesto, responde a su propósito; actúa como el polo negativo, al igual que la tierra para las plantas y la vida vegetal y también para las sales inorgánicas, las trabajadoras que conducen la bioquímica, fijando magnetismo libre, calor y fuerzas eléctricas para la desintegración y la fermentación de las porciones orgánicas del alimento.

Pero el aire, dicho sea de paso, a través de los varios caminos y de la estructura compleja del organismo humano, cambia, se condensa, se solidifica, hasta que finalmente se deposita como carne y hueso. Desde esta verdad establecida científicamente, aparece todo eso, construyendo un sistema de tubos, bombas, etc. parecido a un sistema de circulación, así como a las células del pulmón humano, que es un laboratorio químico, donde la química del Espíritu siempre está trabajando, cambiando la esencia del Espíritu en sustancia de sangre, carne y hueso. El Aire se puede cambiar por pabulum albuminoso, que su vez puede cambiarse otra vez en la clase de alimento especial requerido agregando el sabor apropiado, que puede ser producido también directamente del aire.

No parece haber ninguna razón por la cual esta sustancia, la base de todo el alimento o del crecimiento vegetal, no pueda, por medio de un proceso adecuado, fabricarse como material para la ropa de vestir. Lana, algodón, lino, seda, etc., se producen todas a partir de los elementos Universales, con un proceso lento, laborioso y costoso en el crecimiento animal o vegetal. ¿Por qué no producirlas directamente?.

Las personas que creen que ha de venir una época de Paz en

la Tierra, un reinado en este milenio, piensan que nuestro modo actual de producir los alimentos no puede seguir así por más tiempo. La matanza de animales; la fruta, los cereales o los vegetales durarán muy poco tiempo, para que hombres y mujeres puedan disfrutar de la condición anticipada por los videntes y profetas. Pero una nueva manera de producir el alimento y la ropa, será posible en este milenio.

Por tanto, el problema de la subsistencia se solucionará. No más monopolio de la generosa Naturaleza. El trueque, intercambio de servicios, será la moneda mundial, en lugar de monedas hechas de metales que son costosos y difíciles de obtener.

La realización de esta visión o teoría, que es llamada utópica por la mayoría de la gente, significa el Edén restaurado. La Tierra Prometida volverá a su estado natural. Dejaremos de comer animales, pájaros y peces. Mucha gente se ha preguntado por qué, durante los últimos años las plagas de la fruta se han multiplicado tan alarmantemente y porqué las vacas están casi universalmente enfermas "locas" y se presta tanta atención a la carne, a la leche y a la mantequilla por los Ministerios de Salud, etc. Hay seguramente una razón. La Vida, la Inteligencia Suprema o la Sabiduría Divina, que sostiene los planetas y el espacio sideral en sus órbitas predeterminadas, sabe con seguridad, todo sobre los asuntos de la Tierra. Cuando un nuevo Paradigma está a punto de incorporarse, los viejos esquemas empiezan a desmoronarse.

Todo el trabajo de preparación de alimentos y ropa, dejará de realizarse como se realiza ahora y la gente en un gobierno colectivo, fabricará y distribuirá toda las formas de alimento y de ropa gratis, libremente. La maquinaria para la producción de todo lo necesario para las necesidades físicas del hombre, será sencilla y fácil de utilizar. El veinte por ciento de la población sana, trabajando una o dos horas diarias y turnándose en el puesto, producirán suministros abundantes. Ni las sequías, ni las inundaciones, ni la nieve del invierno podrán afectar el suministro. Podrá hacerse desde Siberia a los Trópicos. La ropa podrá ser usada por varios días y después se quemará y cesará el trabajo de lavandería y tintorería. El cocinar se reducirá al mínimo. No se prepararán verduras, fruta o se cascarán las nueces; No se fabricará mantequilla, ni se conservará la carne. Los hombres no tendrán que dedicar sus vidas a la inacabable rutina de producir el alimento, ni las mujeres a cocinar, lavar los platos, coser y lavar la ropa. La ropa de bonitos diseños y fina textura será hecha por máquinas inventadas para ese propósito, lista para usar.

¿Un sueño, dices?, no se puede admitir el hecho de que la incuestionable evidencia, se produzca ya, pero si así fuera hoy en día, ¿podría parecer un sueño al que oye hablar de sus métodos operativos por primera vez? ¿Los sueños se hacen siempre realidad?, sí ciertamente. Los hechos concretos son la materializaron de los sueños.

Un Faraón Egipcio soñó y el milagro de su visión, las pirámides de Keops, se materializaron. Las pirámides son enciclopedias de la ciencia física y de la tradición astral. La ciencia de los números, los pesos, medidas, astronomía, geometría, astrología y todos los misterios más profundos del cuerpo humano y el alma están expresados en estos monumentos incomparables.

El sueño de un antiguo Alquimista se solidificó en piedra y la horrible esfinge se sentó en la arena de Egipto para mirar fijamente, por toda la eternidad.

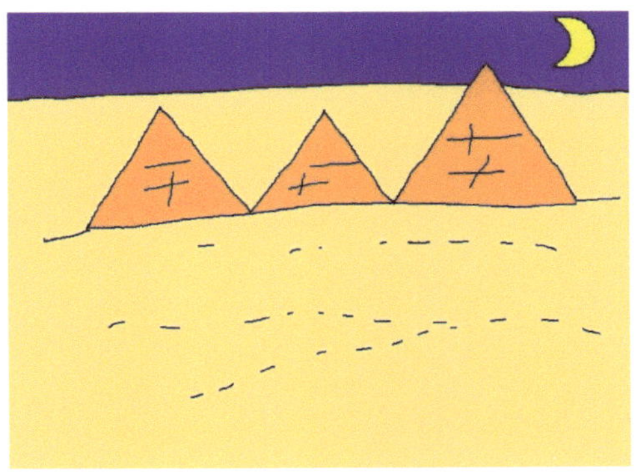

Colón soñó y tres carabelas con sus blancas velas partieron hacia el Oeste. Pasaron días interminables, sobre el océano desconocido, no veían el fin de su viaje, entonces recordó su sueño y en respuesta a los compañeros desalentados, dijo: "Izad la vela mayor", y así navegaron hasta atracar en las orillas desconocidas de un nuevo mundo maravilloso.

Miguel Ángel soñó miles de sueños y el mármol se despertó de su sueño y sonrío.

Hudson y Fulton soñaron y los barcos a motor "navegan hoy en día por encima y por debajo de los mares".

Los Padres Colonizadores soñaron y América, el "prodigio de las naciones" y su bandera ondea los cielos con las barras y estrellas.

Marcus Whitman, Lewis y Clarke soñaron durante mucho tiempo y los huesos de los bueyes, de los hombres, de las mujeres y de los niños crearon un puente sobre las arenas del desierto y los desfiladeros de las montañas a orillas del mar del ocaso y ahora los automóviles viajan seguros por ahí.

Morse, Marconi y Edison soñaron sueños extraños y extravagantes y los resortes de inteligencia se concentraron en crisoles de carbón y dijeron a los límites de la tierra, "aquí abajo estoy yo".

Vibración de sustancia etérica
Causando la luz a través de regiones espaciales
Un cinturón de alguna cosa lo abraza
Y uniendo la raza
Las palabras sin cables se transmiten,
Aéreo - alado, espíritu que calza sus sandalias:
Algunos lo llaman electricidad,
Y otros lo llaman DIOS

Maravillas y posibilidades del cuerpo humano

Un mecánico tuvo un sueño y condujo su automóvil hasta quemar las ruedas y ejes, y los espacios quedaron tras él, ahora la autopista del águila es un camino abierto para los hombres.

Un músico tuvo un sueño melodioso y armonioso delante de una garganta de latón y discos de carbono que eran dirigidos por múltiples dedos diminutos de acero, escucha complacido esas canciones en su mente.

Así que sigamos soñando, hombres y mujeres, que el día del descanso ya está amaneciendo en los cielos. Ningún asombro en lo que dijo San Pablo: "Ahora, hermanos, nosotros somos los hijos de Dios, aunque ahora todavía no parece que lo seamos. La Aurora, de ese día feliz, tiñe de púrpura las montañas de la fe y la esperanza con sus rayos de gloria".

Cuando el Hombre sea consciente, plenamente, y se de cuenta de las maravillas y posibilidades de su propio cuerpo y tenga cubiertas sus necesidades, hará valer el derecho divino de ser un Ego, un Alma, al mando de su propio Templo y de su entorno, habrá gran regocijo por la verdad revelada, de su propia Divinidad, que sólo puede hacerle libre.

Parte segunda

El puente de la vida

"Una araña silenciosa y paciente,
ví su marca en un pequeño promontorio, donde había estado
parada, aislada;
Marca de como ha explorado, rodeando el vasto circundante,
Lanza hacia delante su hebra, hebra, hebra, fuera de sí misma;
Siempre desenrollándola, siempre, rápida e incansable".

"Y tú, Oh Alma mía, donde estás parada,
Rodeada, rodeada por océanos espaciales inconmensurables,
Meditando incesantemente, arriesgando, proyectando, buscando
las esferas, para conectarlas;
Hasta que el puente necesario esté construido, hasta que agarre
suave y se afiance;
Hasta que la fina hebra que arrojas, se sujete en alguna parte,
Oh Alma mía".

Walt Whitman

La declaración de Holy Writ de que: "El hombre es concebido en el pecado y evoluciona en la malicia" tiene un significado que se compone de tres partes: químico, fisiológico y astrológico. La traducción hecha del texto hebreo es tosca (sin refinar) e induce al engaño. El significado verdadero original es que: el embrión humano permanece nueve meses en el laboratorio del sexo femenino, faltándole tres meses para terminar un año solar o año del alma, por tanto:

Doce representan un círculo completo.

La palabra pecado (sin, en inglés), viene de "Schin", la 21ª letra del alfabeto hebreo y significa: falta de medios para completar o conocer. En el arcano del tarot, S o (sin, en inglés) el pecado, se representa por el "Ciego Tonto", uno que carece de sabiduría. "Evoluciona en la malicia" simplemente es una repetición de la idea de la frase "nacido en pecado". La malicia y la injusticia o desigualdad, representan lo mismo. Los antiguos hebreos lo llamaban Luna, Pecado, porque da luz sólo una parte del tiempo.

Para adquirir la Sabiduría que permita al Ego construir un puente al otro lado, a través del espacio de tres meses que le faltan, entre el punto de la concepción y el parto, es un verdadero problema al que se enfrenta el Alma en el plano de la expresión material. Los Alquimistas, Videntes y Astrólogos de todas las épocas han luchado contra este problema en un esfuerzo incesante por desentrañar el gran misterio del excesivo dominio de la Carne sobre el Hombre. Si el químico busca nuevos compuestos, el fisiólogo registra y evalúa los fluidos del maravilloso Cuerpo humano y el Alquimista investiga para lograr el Elixir de la Vida - el Licor de los Dioses o la Astrología tirando y ajustando los hilos etéricos que entrecruzan el espacio en un serio deseo de hacer buena y sensata la declaración: "El hombre sabio gobierna sus estrellas", todos, todos están intentando atravesar el inmenso espacio que se abre entre el neófito y la Tierra Prometida de la inmortalidad en el cuerpo, donde: "en mi carne veré a Dios", y cuando y donde él puede realmente decir junto al regenerado Job: "He oído hablar de tí por el oído, pero ahora mi ojo puede verte". "El Hombre debe trabajarse su propia salvación".

El puente a construir a través del espacio de tres meses, debe tener una base mineral o cimientos de roca. "Tu eres Pedro (petra, piedra o mineral), donde construyo mi Iglesia", etc. La iglesia es la segunda letra hebrea, Beth, una casa, templo o iglesia. El cuerpo humano es una Casa, Templo o Iglesia para el Alma.

"¿no sabeis que vuestros cuerpos son el Templo de Dios?"

Hay doce sales celulares, minerales, inorgánicas en el

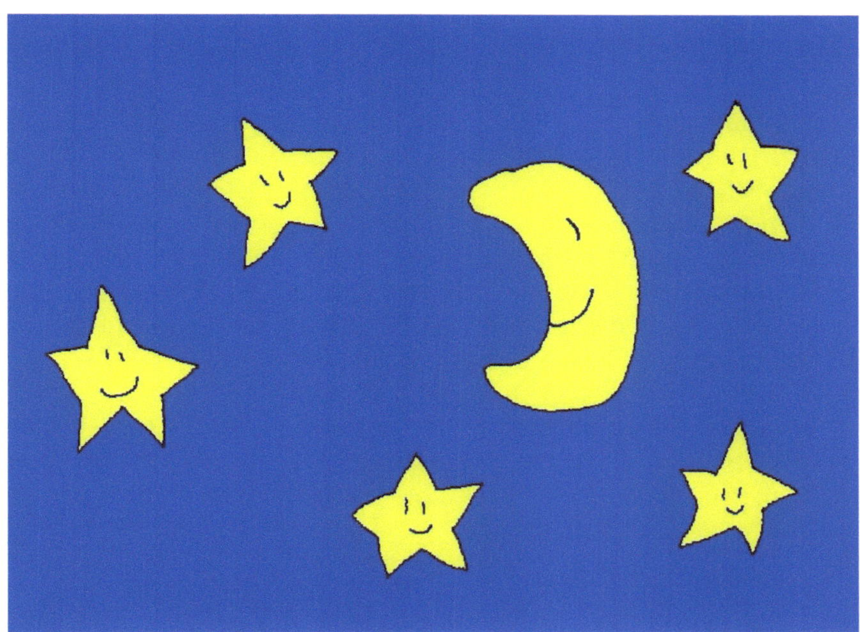

cuerpo humano y estos minerales (las piedras del templo) corresponden en sus vibraciones a los doce signos del zodíaco. Durante los nueve meses de gestación, el embrión recibe y se apropia de la energía creativa de nueve de estas sales, dejando tres que serán proporcionadas después de la separación del cordón umbilical.

Tmemos como ejemplo una persona nacida el 22 de febrero, cuando el Sol entra en Piscis: el embrión ha empezado su viaje en la puerta de Géminis y ha negociado los nueve signos de la gestación, su vibración de la sangre en el parto, es por tanto, deficiente en las cualidades de Piscis, Aries y Tauro, y por tanto también en la dinámica química de: fosfato de hierro, fosfato de potasio y sulfato de sodio - las bases minerales respectivas de los signos de este cuadrante incompleto.

En la medida que su sistema circulatorio pueda captar a estos 3 constructores que necesita, la salud será equilibrada y la vida se prolongará.

La unión química de estas sales celulares con la materia orgánica, como aceite, fibrina, albúmina, etc., forma los variados tejidos del cuerpo y administra las necesidades fisiológicas representadas por el Puente, para que las múltiples células puedan responder más armoniosa y totalmente al mágico toque de la energía Divina, justo como los tonos de un instrumento musical se hacen más melodiosos a través de una manipulación especializada. Y así como un puente se construye de forma automática, dependiendo de los planos y las especificaciones de un ingeniero civil, competente; así el Puente de la Vida depende de la carta astral, de manera que lo acompasa.

Nuestro diagrama indica las fórmulas químicas que atañen a las divisiones zodiacales, pero para dar una concepción más clara con respecto a sus cualidades específicas y la acción fisiológica en relación a los signos variados, la referencia puede obtenerse del siguiente compendio.

ASTROSALES

Sales Astrologicas

1 - ARIES: Fosfato de Potasio - Kali. Phos.

En las enseñanzas de Bioquímica, descubrimos que en la base del cerebro o fluido nervioso hay cierta sal mineral conocida como: Kali. Phos.

Sinónimos: Potasium Phosphate, Kali Phosphoricum, Potasii Phosphas.　　　Fórmula: K2HPO4.

Puede prepararse, mezclando el ácido fosfórico acuoso con una cantidad suficiente de potasa, hidrato o carbonato, hasta que la reacción esté ligeramente alcalina y se evapore.

Trituración a la 3D o 6D -Decimal- o (X).

Esta sal es la fenomenal constructora de las neuronas positivas. Kali. phos. unida con albúmina y a través de alguna sutil transmutación alquímica constituye la materia gris del cerebro.

Cuando las posibilidades bioquímicas de este constructor de cerebro se comprendan por completo, los manicomios desaparecerán.

El hombre ha tenido deficiencias en el Conocimiento, porque su receptor cerebral no vibraba con ciertas influencias sutiles; las células dinámicas de la materia gris de los nervios no están finamente sintonizadas y no responden, es como cuando en una radio no se logra sintonizar una emisora y por tanto no escuchas lo que dice la emisora, entonces: "peca o no alcanza a comprender".

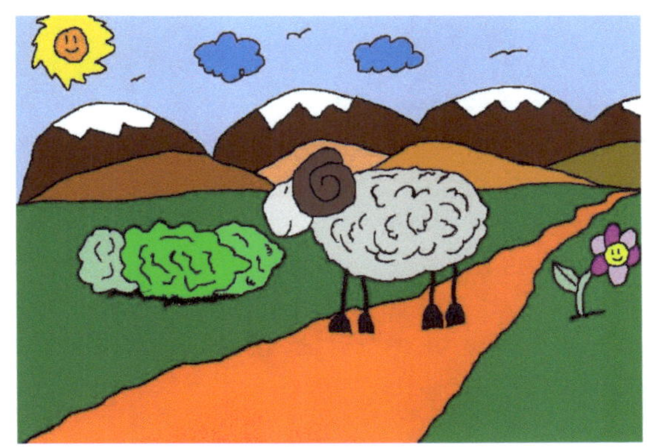

2 - TAURO: Sulfato de sodio - NS - Nat. Sulph.

Sinónimos: Natrum Sulphate, Sodium Sulphuricum, Sodae o Sodii Sulphas, Sales de Glauber.   Fórmula: Na2SO4

Puede obtenerse, por el movimiento del ácido sulfúrico sobre cloruro de sodio (sal común).

Esta sal celular se encuentra en los fluidos intercelulares, el hígado y el páncreas. Su trabajo principal es regular el suministro de agua en el organismo humano.

La sangre se puede sobrecargar con demasiada agua, debido a la oxidación de la materia orgánica o del aire de la inhalación que contiene más vapor acuoso (agua) de la necesaria para producir sangre normal. Esta condición del aire es probable que prevalece siempre que la temperatura esté por encima de 22° C.

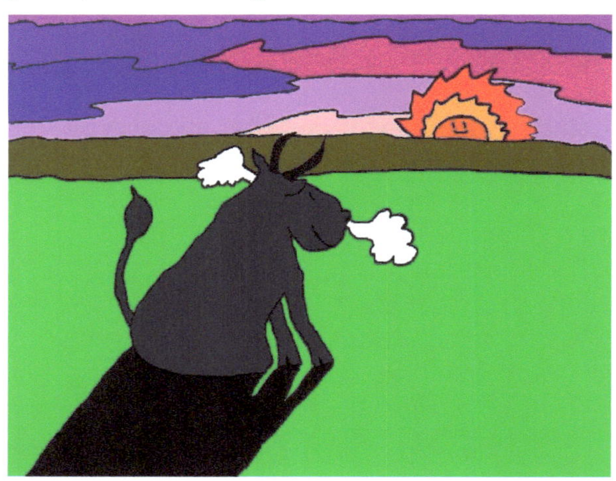

Una molécula de Nat. Sulph. tiene el poder (la inteligencia química) de tomar y transportar dos moléculas de agua del doble de su tamaño. La sangre no se sobrecarga con el agua tomada por el estómago, sino por el agua evaporada a causa del calor, por encima de 22° C que se sostiene en el aire y así es respirado a través de los pulmones y pasa a las arterias . Por lo dicho anteriormente vemos que hay más trabajo para esta sal en climas calurosos que en climas fríos. Así que la llamada malaria, mal aire en latín, es atribuible a una falta de esta sal celular.

El agua evaporada de pantanos, arroyos transparentes o lagos, por la acción del calor del sol produce eso mismo; porque el calor del sol no evapora los venenos de la materia orgánica que se va desintegrando en un pantano o lago, sino solamente el agua .

3 - GEMINIS: Cloruro de Potasio - KM - KCl - Kali Chlor. - Kali Mur.

Sinónimos: Chloride de Potash o Potasio, Kali Muriaticum, Kali Chloratum, Kali Chloridum, Potassi Chloridum, Potassium Chloride.   Fórmula: KCl o KM

Esta sal no debe ser confundida con el clorato de potasa, un veneno de fórmula química KClO3.

El Cloruro de Potasio puede ser obtenido por la neutralización del ácido clorhídrico acuoso puro con carbonato potásico puro o hidrato.

La sal celular Kali Muriaticum (Cloruro Potásico) es el trabajador mineral de la sangre que forma fibrina y la hace circular apropiadamente a través de los tejidos del cuerpo.

Las moléculas de Kali Mur son los agentes principales usados en la química de la vida para construir fibrina en el organismo humano. La piel que cubre la cara contiene las líneas y ángulos que dan a una persona la expresión y por tanto eso diferencia una persona de otra.

En la sangre venosa, la fibrina asciende a tres partes por mil; cuando las moléculas de Kali Mur caen por debajo del standard de la sangre, la fibrina se espesa, causando lo que se conoce como la pleuresía, la neumonía, el catarro, la difteria, etc. Cuando la circulación deja de empujar la fibrina que se ha espesado, a través de las glándulas o la membrana mucosa, puede parar la acción del corazón. Embolus es una palabra latina que quiere decir pequeño grumo o bolas; por tanto morir de embolia o "Insuficiencia cardiaca" generalmente quiere decir que la acción del corazón fue parada por grumos pequeños de fibrina que atascaron los aurículos y ventrículos del corazón.

El puente de la Vida

Cuando la sangre contiene la cantidad correcta de Kali Mur, la fibrina es funcional y los síntomas referidos anteriormente no se manifiestan.

35

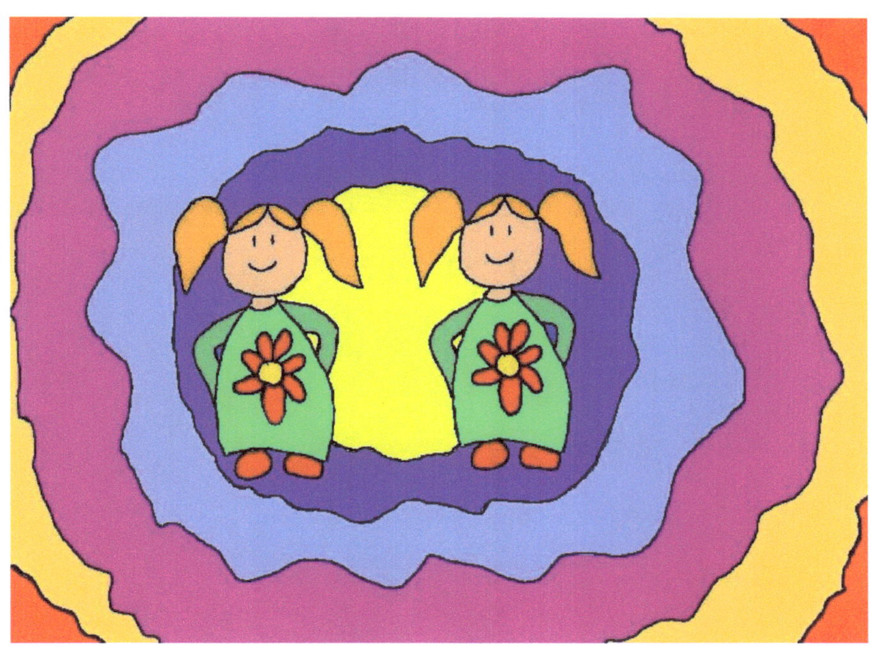

4 - CANCER: Fluoruro de calcio - CF - Calc. Fluor.

Sinónimos: Calcaria Flurica, Calcium Fluoride.
Fórmula química: CaF_2.
Esta sal es formada por la unión de calcio y fluor.

Las sales inorgánicas son las trabajadoras que controladas y dirigidas por la Inteligencia Infinita llevan a cabo el milagro incesante de la creación o formación.

Los biólogos y fisiólogos han buscado largo tiempo, con paciencia una solución para el misterio de la diferenciación de las formas materiales.

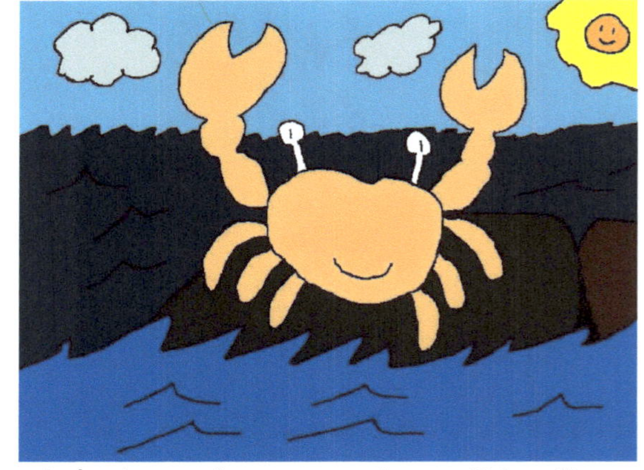

Ninguna prueba normal puede detectar alguna diferencia entre el óvulo de peces, reptiles, aves, bestias u hombres.
El análisis químico revela las mismas sales minerales: el carbono, el aceite, la fibrina, la albúmina, el azúcar, etc., en la célula viva o el óvulo en la sangre, los tejidos finos, pelo o hueso, son la múltiple y variada expresión de vida en las formas materiales.

La química de la vida responde al "Acertijo de la Esfinge" y escribe encima de la puerta del templo de la investigación: "Hagase la luz". No hay ninguna cosa muerta o inerte "Todo está vivo". Un cristal es un conjunto de organismos vivientes. La base de toda la manifestación material es mineral.

"Somos polvo (cenizas o mineral) de la tierra, del cual estamos hechos".

Las doce sales minerales de: calcio, hierro, potasa, sodio, sílice y magnesio son las piedras fundamentales de cada forma visible animal o vegetal. No hay dos formas iguales de animales que tengan la misma combinación de estos "Cimientos de roca", pero todos contienen algunos de los mismos minerales.

Es muy importante que el estudiante de Bioquímica comprenda el proceso por el que ciertas sales celulares funcionan, para suplir una deficiencia que se conoce cuando aparece un síntoma particular.

En la fibra elástica, la sustancia orgánica principal del latex, se forma por la unión química de Fluoruro de Calcio con albúmina, aceite, etc. Por lo tanto, encontramos esta sal dominante en la fibra elástica del cuerpo, en el esmalte de los dientes y el tejido conectivo.

Una falta de esta sal en la cantidad justa, causa relajación del tejido muscular, caída de la matriz y venas varicosas. A veces hay una combinación no funcional de esta sal con el aceite y la albúmina lo cual forma depósitos sólidos, causando el fuerte aumento de piedras que son un tipo de fibra incompleta con otras sales de calcio y fluidos viciados del cuerpo.

5 - LEO: Fosfato de Magnesio - MP - Mag. Phos.

Sinónimos: Magnesium Phosphorica, Phosphate de Magnesia.
Fórmula: $MgHOPO_4$.

Esta sal celular puede hacerse mezclando Fosfato de Sosa con Sulfato de Magnesio.

Se encuentra principalmente en las fibras blancas de los nervios y los músculos. Los tejidos nerviosos y musculares están compuestos por muchas finas fibras de diferentes colores, cada cual actúa como un cable especial, telegrafiando la afinidad química especial entre ciertas sustancias orgánicas, aceite o albúmina, a través de las cuales el organismo se materializa y el proceso o las operaciones de la vida continúan. La imaginación podría concebir fácilmente la idea de que estas delicadas fibras infinitesimales, son las cuerdas del Arpa Humana y esos minerales moleculares son los dedos de la Energía Infinita que tocan las notas de algún Himno Divino.

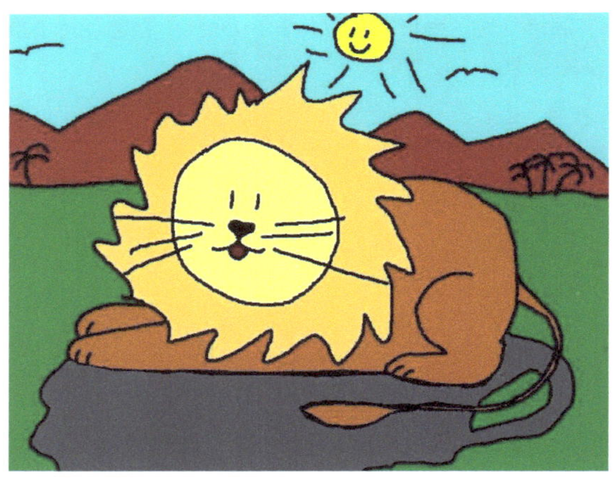

Las fibras blancas de nervios y músculos necesitan la acción dinamizada del Fosfato de Magnesio en especial para mantenerlos en su apropiada consonancia o función, porque por su efecto químico sobre la albúmina, se forma el fluido de los nervios blancos o las fibras musculares. Cuando el suministro de esta sal cae por debajo de su estándar, los calambres, los dolores punzantes agudos o alguna condición espasmódica, prevalecen. Tales síntomas son sólo las necesidades fisiológicas de más Magnesio.

Los rasgos impulsivos de las personas del signo de Leo se simbolizan en el pulso, que es un reflejo de los latidos del corazón.

El Fosfato de Magnesio, en la terapia bioquímica, es el remedio para todos los síntomas impulsivos espasmódicos. Esta sal proporcionada al trabajador o constructor que tiene déficit de ella, restablece las condiciones normales. Una falta de fuerza muscular o de vigor nervioso, indica un alteración en la operación de las sales celulares del corazón, Fosfato de Magnesio, que da "el salto del León" o impulso.

6 - VIRGO: Sulfato de potasio - KS - Kali. Sulph.

Sinónimos: Potassium Sulphate, Kali Sulphos, Potassae Sulphos, Kali Sulphate.   Fórmula: K2S04.

El microscopio revela el hecho de que, cuando el cuerpo está sano, pequeñas emanaciones de vapor, escapan constantemente por los aproximadamente los siete millones de poros de la piel.

El cuerpo humano es un horno y un motor de vapor (a presión). El estómago y los intestinos queman comida por medio una operación química, igual a como se consume el carbón a través de su combustión. En el horno de una locomotora, el carbón quemado suministra la fuerza que hace vibrar el agua y causa una expansión (un tipo de movimiento) que llamamos vapor.

El área promedio de la piel es aproximádamente de 5.000 centímetros cuadrados. La presión atmosférica es de 2,54 Kg. por centímetro cuadrado, por tanto, una persona de tamaño medio está sujeta a una presión de 18 Kg.

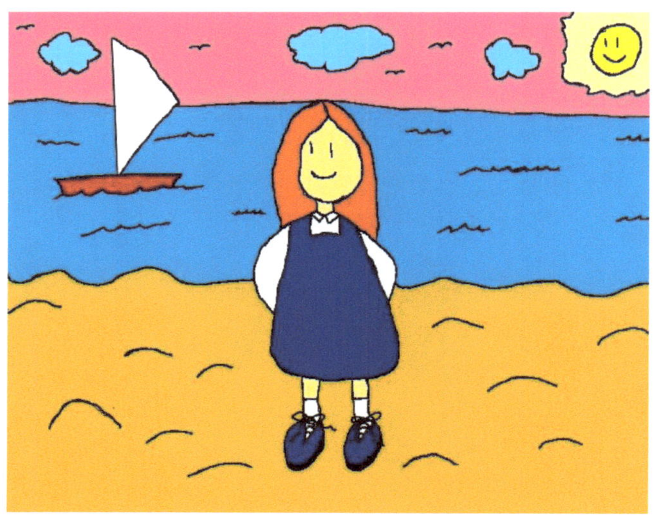

Cada centímetro cuadrado de piel contiene 1.400 tubos de sudor o poros de transpiración (cada uno de los cuales puede compararse a una pequeña pieza de drenaje) de 0,6 cm de longitud, hacen un total en la superficie corporal, de casi 59 km de longitud.

Todos los elementos tangibles son los efectos de cierto tipo de movimientos sobre los elementos intangibles e invisibles.

El Nitrógeno es un mineral en solución o en su última potencia.

El aceite está hecho por la unión del Sulfato de Potasio (potasa) con albuminoides y elementos atmosféricos.

El primer elemento del que empieza a carecer el organismo de aquellos nacidos en el signo celestial de Virgo, es el aceite; esta deficiencia en la función de los aceites indica una deficiencia en Sulfato de Potasio, conocido como Kali Sulph.

Virgo es representado en el cuerpo humano por el estómago y los intestinos, el laboratorio en el que la comida se consume como combustible para obtener los minerales y así puedan entrar en la sangre a través de las membranas mucosas absorbentes.

La letra X en hebreo es Samech o Estómago.

X o cruz, significa sacrificio o cambio, la transmutación.

7 - LIBRA: Fosfato Sódico - NP - Nat. Phos.

Sinónimos: Natrum Phosphate, Sodium Phosphate, Phosphos Natricus, Sodae Phosphate.   Fórmula: Na2HPO4.

Esta sal celular alcalina se hace de ceniza de hueso o neutralizando el ácido orthofosfórico con carbonato de sodio.

Sodio o natrum phosphate "mantiene el equilibrio" entre ácidos y fluidos normales del cuerpo humano.

El ácido es orgánico y puede estar químicamente dividido en dos o más elementos, por tanto, se puede modificar la fórmula que compone los ácidos.

Las condiciones de acidez no son debidas a un exceso del ácido en la sangre, la bilis o fluidos gástricos. Proporcione la sal alcalina Fosfato de Sodio y los ácidos cambiarán a fluidos químicos normales. Cierta cantidad de ácido es necesaria y siempre está presente en la sangre, nervios, estómago y fluidos del hígado. El aparente exceso de ácido casi siempre es debido a una deficiencia de la sal alcalina.

El ácido, en la tradición alquímica, es representado como Satanás (Saturno), mientras que el Fosfato de Sodio simboliza a Cristo (Venus). Un déficit de los principios Crísticos, da licencia a Satanás para alborotar en el Templo Sagrado. El advenimiento de Cristo expulsa al agitador (Satanás) de un latigazo. Mencionar el Templo en el lenguaje figurado de la Biblia y del Nuevo Testamento, siempre simboliza el organismo humano.

"¿No sabéis que vuestros cuerpos son el Templo del Dios?".

El "Templo de Salomón" es una alegoría del cuerpo físico del hombre.

El puente de la Vida

El "Alma" reside en el templo del hombre, la casa, Iglesia, Beth o templo hecho "sin ruido de sierra o martillo".

El odio, la envidia, la crítica, los celos, la competición, el egoísmo, las guerras, el suicidio y los homicidios son en gran parte causados por las condiciones ácidas de la sangre que produce cambios en el "Alma", que convierte sus "Armonías divinas" en "Fantásticos Trucos que impiden llegar al Cielo", conforme a los ajustes químicos moleculares en el maravilloso laboratorio del "Alma".

Sin un balance correcto de la sal alcalina, el agente de la paz y el amor, el hombre está abocado a la "traición, las estratagemas y los motines".

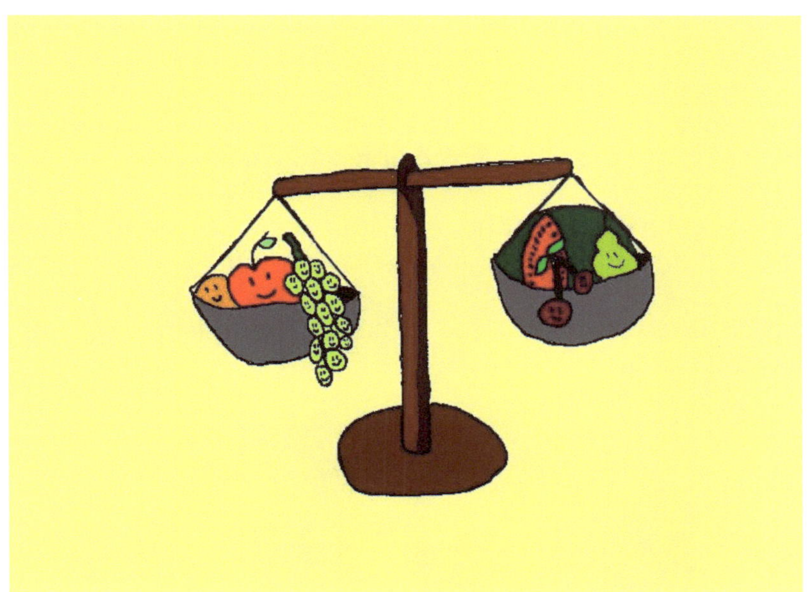

8 - ESCORPIO: Sulfato de Calcio - CS
Calc. Sulph.

Sinónimos: Calcium Sulphate, Calcarea Sulphate, Calc Sulphos, Gypsum, Yeso de París.   Fórmula: $CaSO_4$.

Esta sal puede ser obtenida precipitando una solución de cloruro de calcio con ácido sulfúrico diluido.

De escorpion a un aguila blanca, parece que haya una gran distancia para alguien que no haya aprendido la ciencia de la paciencia o que se haya dado cuenta de que el tiempo es un engaño.

El sexo se basa en las matematicas, el cuerpo es un hecho matematico, en sanscrito el termino sex = seis; padre, hijo, espíritu santo y madre, hija y espíritu santa. Seis dias de la creación, toda creación o formación a partir de una sustancia ya existente se realiza según el único principio del sexo.

Trinidad Masculina: padre, hijo, espíritu masculino - polo positivo
Trinidad Femenina: madre, hija, espíritu femenino - polo negativo

Con la unión de las dos trinidades: obtenemos seis (sexo) la causa de toda manifestación.

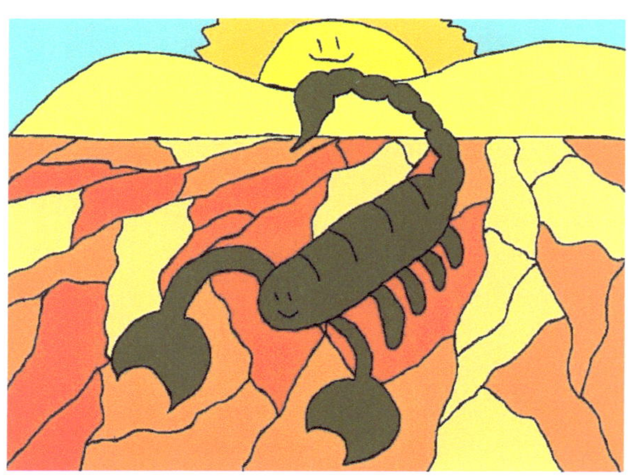

"no existe otro (h)nombre bajo el Cielo
que sea capaz de salvaros
excepto Jesucristo y Cristo crucificado"

Posibilidades ilimitadas después de pasar por las adversidades y aflicciones, es decir, la crucifixión, y después la resurreción a una nueva vida, que te ascenderá, te elevará y te dará alas.

Sulfato de calcio, gypsum, gypsi, gitano, egipcio, tierra del negro.

A la cal si le añade agua (adversidades), se obtiene yeso, magnífica operación alquímica con su piedra esotérica y así se dará cuenta de las posibilidades que tiene en su viaje hacia "el nido del aguila blanca". Despegas de lo terrenal y vuelas, vuelas.

Los principales problemas por deficiencia de esta sal no son sólo enfermedades fisicas, sino que afecta a los líquidos astrales y a la materia gris del cerebro, rompiendo el equilibrio cerebral. Pecado (pechado, cerrado), quiere decir carecer o no llegar a algo; las deficiencias en la bioquímica provocan pecado (carencia). Si aprendes a alimentar tu organismo con los componentes necesarios se purificará de sus pecados (carencias - separaciones) gracias a la sangre de Cristo (Agua Viva) hecha con la piedra blanca (filosofal).

Las personas con el signo de escorpio, son sanadores por naturaleza, especialmente después de haber pasado por las aguas de la adversidad, ya que el calor es el producto de agua más cal.

9 - SAGITARIO: Sílice - Si

El mineral o sal celular de la sangre que corresponde a Sagitario es el Sílice.

Sinónimos: Silica, Silic Oxide, Blanco guijarro o comúnmente Cuarzo.   Símbolo químico: Si.

Se obtiene uniendo Sílice crudo con Carbonato de Soda; disuelto el residuo, se fíltra y se hace precipitar con ácido clorhídrico.

Este producto debe ser triturado como lo realiza el proceso bioquímico antes de usarlo internamente.

Esta sal es el "Cirujano" del organismo humano. La sílice se encuentra en pelo, piel, uñas, periostio, la membrana que

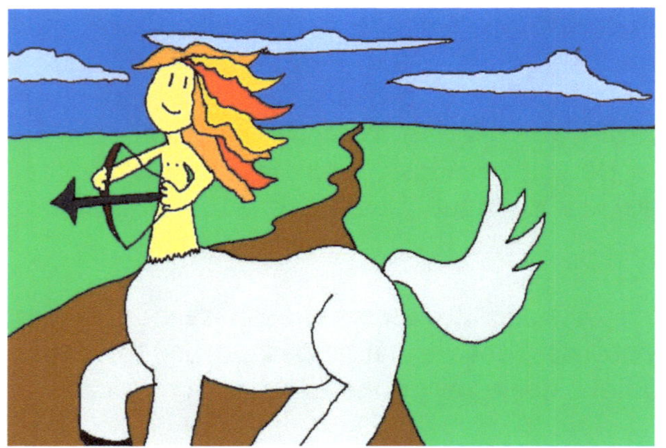

cubre y protege el hueso, la fina envoltura exterior del nervio llamada neurilema y se encuentran rastros en los tejidos finos del hueso.

Las cualidades quirúrgicas del Sílice se basan en el hecho de que sus partículas tienen sus puntas afiladas. Un trozo de cuarzo es una muestra de esas partículas. Reduzca la Sílice a un polvo impalpable y el microscopio revelará el hecho de que las moléculas todavía se muestran acabadas en punta, como una pieza grande de cuarzo. En todos los casos donde es necesario que la "materia orgánica en descomposición sea descargada de cualquier parte del cuerpo por el proceso de supuración", estas partículas deliberadamente afiladas son empujadas por la Inteligencia Maravillosa que opera sin cesar, día y noche, en el maravilloso Cuerpo Humano o Beth y como una lanceta, corta y crea un paso a la superficie para que la pus sea descargada.

No se puede encontrar nada en todos los expedientes de la fisiología o la investigación biológica, que sea mejor que la operación química y mecánica de este Artesano Divino.

El centauro de la mitología es conocido en el "Círculo de los Animales Mitológicos del Zodiaco que adoran frente al Señor (Sol) día y noche", como Sagitario, el Arquero, con el arco tensado. Las puntas de flecha están compuestas de silex, descarbonizadas con guijarros de cuarzo blanco. Por lo tanto, vemos porque la Sílice es la sal especial de todos los nacidos en el signo de Sagitario.

10 - CAPRICORNIO: Fosfato de Calcio - CP Calc. Phos.

Sinónimos: Calcarea Phosphoricum, Calcium Phosphate.
Fórmula: Ca3P04.

El ácido fosfórico derramado gota a gota sobre agua de cal precipita esta sal.

El Círculo representa Sacrificio, de acuerdo con la Cabala, la línea recta se dobla para formar un círculo. Por tanto, encontramos a los doce signos zodiacales haciendo un sacrificio al Sol. Sacrificio de doce meses para un año solar. Sacrificio de doce funciones del cuerpo humano para el templo del hombre, Beth o "Iglesia de Dios" - la casa humana hecha de carne. Doce minerales - conocidos como sales celulares o astrosales - se sacrifican para la operación y se combinan para desarrollar tejidos. La fuerza dinámica de estos obreros vigorizados constituyen las afinidades químicas, los polos positivos y negativos de la expresión mineral. El valor numérico Cabalístico de las letras g, o, a, t, (cabra en inglés) suma 12.

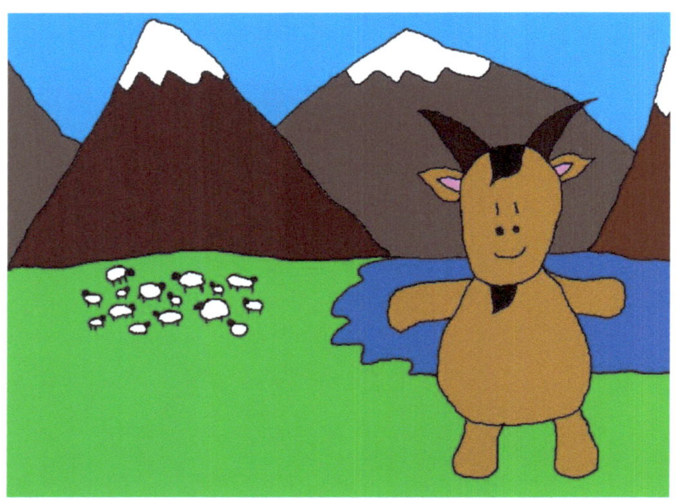

11 - ACUARIO: Cloruro de Sodio - NC - NM
Nat. Mur.

Sinónimos: Natrum Muriaticum, Sodii Chloridium, Chloruretum, Chlorurerum Sodicum, Sal común de mesa, Cloruro Sódico.

Debe ser triturada hasta la 3D - decimal, para que pueda ser absorvida por la membrana mucosa y llevada a la circulación.

Fórmula: NaCl.

El aire contiene un 78 por ciento de gas Nitrógeno, los científicos piensan que es un mineral en la potencia final.

Los minerales se forman por la precipitación del gas Nitrógeno.

La diferencia se consigue por la proporción entre Oxígeno y vapor acuoso (Hidrógeno) que se unen con el Nitrógeno.

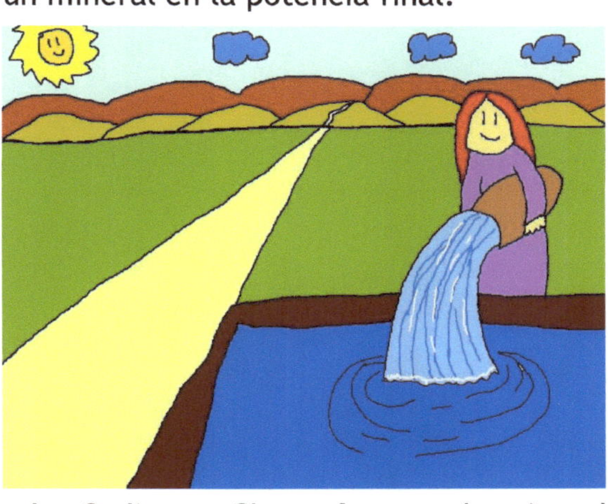

Una combinación de Sodio y Cloro forma el mineral conocido como sal común. Este mineral absorve agua.

La circulación o la distribución del agua en el organismo humano es atribuible al efecto químico de las moléculas de cloruro de sodio.

Acuario se conoce como "El aguador". Así que cloruro de sodio o natrum muriaticum, es también portador del agua y químicamente corresponde con el ángulo - ángel - zodiacal de Aquarius.

12 - PISCIS: Fosfato de Hierro - FP - Ferr. Phos.

Sinónimos: Ferrum Phosphate, Ferri Phosphas.
Fórmula: Fe3 (P04)2.

El Fosfato de hierro puede prepararse mezclando fosfato de sodio con sulfato de hierro. La sal precipitada por esta unión es filtrada, lavada, secada y convertida en polvo.

El fosfato de hierro no debe ser usado por debajo de la sexta trituración decimal, las grandes dosis de hierro, así como la tintura, tiene un efecto negativo en la mucosa que cubre el estómago, perjudica a los dientes y no proporciona hierro a la sangre donde se necesita para llevar oxígeno, el donante de la vida.

Un glóbulo rojo no supera la cuarenta y sieteaba millonésima parte de un centímetro cúbico. Hay más de tres millones de esas células en una gota de sangre y estas células llevan el hierro en la sangre. Que necesario es, entonces, administrar las sales de hierro a células hambrientas en la forma molecular más pequeña.

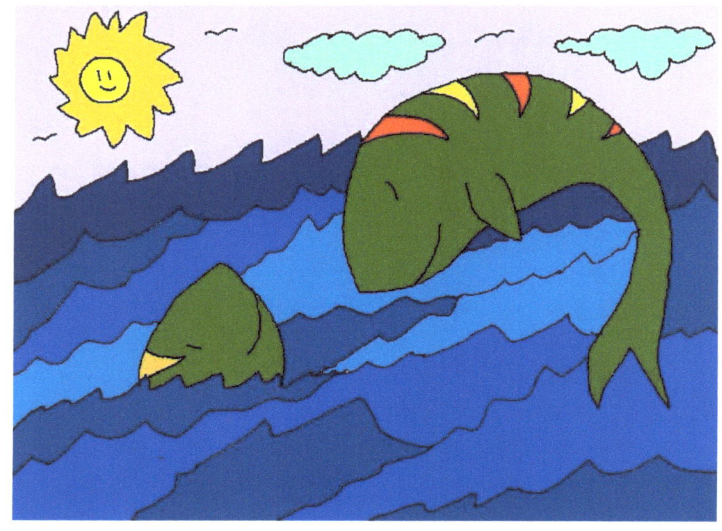

Cada una de las doce sales inorgánicas tiene su propia esfera de función y de acción curativa. Por lo tanto, encontramos déficit de Fosfato de Hierro a nivel molecular en todas las fiebres y síntomas inflamatorios.

La Salud depende de una correcta cantidad de Fosfato de Hierro en la sangre, porque las moléculas de esta sal tienen afinidad química hacia el Oxígeno y lo transportan a todas partes del organismo. Cuando estos transportadores de Oxígeno tienen deficit, la circulación se acelera para poder conducir una cantidad suficiente de Oxígeno a las extremidades debido a la disminución en la cantidad de hierro, exactamente como siete hombres deben moverse más rápido, para hacer el trabajo de diez. Este tipo de incremento de velocidad de la sangre, hace aumentar el calor, causado por el roce, por la conocida "Ley de Conservación de la Energía".

Este calor o aumento en la temperatura de sangre, ha sido llamado fiebre, de la palabra latina ferver, que significa "Hervir hacia afuera".

El autor de este libro, no encuentra la relación entre la palabra fiebre y una deficiencia de Fosfato de Hierro en la sangre. Desde Hipócrates a Koch usted no encontrará una verdadera definición de fiebre aparte de la teoría bioquímica.

No es sólo el calor lo que causa la angustia a un paciente en estado de excitación, sino la falta de oxígeno en la sangre debido a una deficiencia en Hierro, el portador de Oxígeno.

Los pies son los cimientos del cuerpo. El hierro es el cimiento de la sangre. La mayoría de las enfermedades de las personas con el signo de Piscis comienzan con síntomas que indican una deficiencia de moléculas de Hierro en la sangre.

Por lo tanto se deduce que aquellos nacidos entre el 19 de febrero y el 21 de marzo, o sea, en el signo de Piscis, necesitan más Hierro que los nacidos en los otros signos zodiacales.

El Hierro es conocido como el mineral magnético, debido a que atrae al Oxígeno.

Las Personas Piscis poseen una gran fuerza magnética en sus manos que hace de ellos, los mejores sanadores magnéticos.

Los Tres Pilares del Puente Mágico

El Astrónomo, por la ley infalible de las Matemáticas aplicadas al espacio y las proporciones, ha descubierto casi todos los engranages de la Máquina Universal; puede decir, donde debe estar ubicado cierto planeta, antes de que el telescopio haya verificado la predicción. Asímismo, el astro-bioquímico sabe la necesidad de un mineral en la sangre para construir cierto tipo de tejido, según que parte sea, de los doce segmentos que constituyen el Zodiaco.

Ni por cuarentenas, ni por desinfectantes, ni por tablas de salud, el hombre alcanzará el largo y buscado bienestar en el plano físico; ni por las negaciones de la enfermedad logrará la regeneración corporal; ni por hacer dieta, ayuno, "Hechicería" o sugestión, encontrará el "Elíxir de la Vida" y la "Piedra Filosofal".

El Mercurio de los sabios y el "Maná escondido", no son los componentes de los alimentos naturales. Las víctimas de los baños de sal y los masajes se quedan calvos antes de tiempo y los adictos al alcohol y al vapor de los baños turcos mueren jóvenes.

Solamente, cuando el cuerpo del hombre sea perfecto, bioquímicamente hablando, la mente podrá expresarse perfectamente.

Y el secreto de este perfeccionamiento bioquímico es la suma total de los requisitos involucrados en este Puente Zodiacal. La roca "Pedro o Petra" debe formarse perfectamente antes de que los hilos etéricos crucen el golfo entre el Parto y el punto sideral de la Concepción y pueda vibrar en tal armonía para sostener al viajero sobre este "Puente mágico de tres pilares" o los tres arcos zodiacales a través de los que el cuerpo material debe funcionar con éxito antes de que pueda esperarse que se "levante el velo de Isis".

El "Puente de la Vida", un símbolo de regeneración física,

ha sido explotado en canciones, dramas e historia. Paracelso, Pitagoras, Lycurgus, Valentin, Wagner y una larga y continua línea de Iluminados, desde tiempos inmemoriales han cantado sus epopeyas al unísono con el "Enigma de la Esfinge", a través del manuscrito, en el cual está escrito, "Solucióname o morirás".

De entre todos los múltiples adeptos o maestros que han mantenido la antorcha encendida sobre los Tres Pilares del Puente Mágico, nada ha sido escrito más claro y hermoso sobre eso, a como lo hizo el fenomenal poeta y astrólogo, Isaías:

"Entonces los ojos del ciego se abrirán y las orejas del sordo se destaponarán. En ese momento el hombre lisiado saltará como un ciervo y la lengua del tonto cantará; se encontrará agua fuera de sus límites y ríos en el desierto. Y la arena, de brillo intenso, se convertirá en una piscina y en los manantiales del suelo, sedientos del agua en donde habitaban los chacales y donde ellos se tendían, habrá hierba con cañas y juncos. Y una carretera y un camino pasarán por allí y será llamado: el Camino de Santidad; el impuro no podrá pasar por él, pero ahí estará para redimirlo; aún los caminantes, más tontos, no se equivocan en esto".

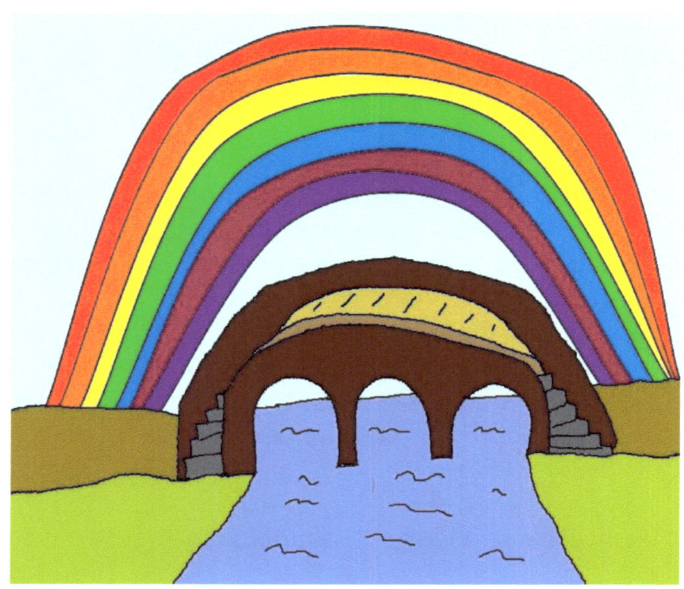

Parte tercera

Tálamo óptico

El ojo interior "El ojo detrás de los ojos" justo más arriba y fijado a la glándula pineal por delicados hilos eléctricos, se llama Tálamo Optico y significa "Luz o Cámara del ojo".

En griego antiguo, significa "La Luz del Mundo", "El Candelabro", "Virgenes Sabias", "El Templo que no necesita la Luz del Sol ni de la Luna", "Si tu Ojo es Unico, todo tu cuerpo se llenará de Luz", otros textos en el Nuevo Testamento se refieren también al Ojo Unico o Tálamo óptico.

Busquemos el aceite que alimenta esta lámpara maravillosa, el "Ojo que Todo lo Ve".

Jesús el Cristo dijo "Soy la Luz del Mundo". La palabra "Mundo" (World, en inglés viene de Whirl "Girar"), dar vueltas como una rueda.

El cuerpo humano es un cierto tipo de movimiento, actividad o giro, como el mundo y la luz del mundo. El templo que no necesita ninguna luz de sol, ni de luna, se refieren al Cuerpo o "Templo de Dios", cuando hay "Aceite en la lámpara".

El error no se enmienda con la edad. Corresponde a los amantes de la verdad arrojar los prejuicios y dogmas y encontrar la verdad.

Hasta que no sepamos el significado de las palabras "Jesús" y "Cristo" no entenderemos la Biblia, que fue escrita en griego y hebreo, traducida y retraducida según convenía a los caprichos e ignorancia de sacerdotes o charlatanes a través de los siglos.

Constantino, una bestia con forma humana, que mató a su madre y a su esposa la hirvió en aceite, fue el principal impulsor en la traducción ortodoxa de la supuesta Biblia del Rey Jaime.

Constantino oyó decir a los sacerdotes de su tiempo, que no había perdón para crímenes como ésos de los que era culpable, así que este Emperador romano creó su plan de salvación, para que la sangre del inocente Jesús (o Cristo) pudiera salvarlo de la condena eterna. Una salida fácil para este monstruo y todos los demás tiranos manchados de sangre, Reyes, Emperadores y Napoleones de las finanzas, la competición y la guerra, desde los Faraones a los gobernantes actuales cuyos tronos y cetros han sido abolidos, dispersados y descompuestos a lo largo de la historia de las Naciones.

"Aquí el vasallo y el Rey, cara a cara, marchitándose en la mentira. Aquí la espada y el cetro oxidado".
"Tierra a la Tierra y polvo al polvo".

La palabra Jesús viene de Ichtus, peces en griego. La palabra "Cristo" representa una substancia de consistencia oleosa, un ungüento o mancha. Barníz o pinturas se usan para conservar o salvar la madera, el papel o la tela - por lo tanto se convierten en sus Salvadores.

Jesús, a la edad de doce años, se encuentra en el templo argumentando con los doctores o profesores. La palabra "Doctor" viene de "Docere" en latín, enseñar.

Leamos ahora atentamente:

Todos los meses en la vida de cada hombre o mujer, cuando la luna está en el signo en que se encontraba el Sol en el momento del parto de esa persona, se prepara una semilla psico - física o "Hijo del Hombre" que nace cerca del plexo solar o el plexo pneumo - gástrico que, en los textos antiguos, se llamaba "Casa de Pan", "El Arbol de la Vida", etc.

Beth.lehem viene de Beth, una casa, timón, pan. "Echar el pan sobre las aguas corporales y después de muchos días retornará", las aguas corporales son la sangre y los fluidos de los nervios que llevan el pez hacia su "Viaje Divino", para regenerar, redimir y salvar al hombre. Nazareth quiere decir cocinar. Nazarenos significa cocineros. Medios para cocinar. Cualquier cosa Materializada es Pan, Nazareth, la masa o pasta. Por lo tanto, la Misa Católica y también Maso-N. Queda claro, ahora, porque los Masones y los Católicos no están de acuerdo, pues nuestra letra N es una abreviatura de la 14ª letra del Alfabeto Hebreo, Nun, un pez (arcano n° 13). Añadiendo a la Maso la N, el acertijo de cocinar o preparar el pez, se hizo tan claro que la Iglesia se opuso enérgicamente y se desarrollaron fricciones entre la Iglesia y la Masonería.

Los primeros discípulos eran pescadores. Los primeros Cristianos usaban un Pez como su símbolo secreto. El dinero para pagar impuestos se tomaba de la boca de un pez. Panes y peces se multiplicaron hasta que llenaron por completo 12 canastas.

Dios prepara un pez (ballena) que se come a Jonás. Jonás representa una paloma. La Paloma representa la paz - el germen descendiendo desde la materia gris, inteligencia del cerebro (Ver el bautismo de San Juan Bautista). La tormenta representa el deseo de relaciones sexuales. Por lo tanto, las semillas de vida fueron salvadas. "El que nace de Dios no puede pecar (o faltarle el conocimiento) pues su semilla divina (pez) permanece en él" - San Juan Evangelista.

La edad de la pubertad es aproximadamente a los 12 años. Hasta esa edad, un niño no comprende la responsabilidad moral. "El primogénito o benjamín" representa la primera semilla o pez. Faraón es el deseo de relaciones sexuales que trata siempre de matar al primogénito o benjamín.

Jesús nace en Beth.lehem y a la edad de 12 años, ascendió por el nervio pneumo-gástrico, que cruza la médula oblonga (bulbo raquídeo) cuando se junta con la médula espinal en el nacimiento del "Río Jordan", el tuétano del fluido nervioso de la médula espinal - (ver el ejemplo en un atlas de fisiología) y entra en el cerebelo, el Templo. Este es el templo donde la semilla de la MORAL discute con las células puramente animales para cambiar su tipo de vibración hacia conceptos morales y espirituales. Más tarde esta semilla (Jesús) expulsa a aquellos que compran y venden en el Templo ("Incluso como en el suyo y el mío") con un latigazo. Debemos dejar la vida inferior (animal) o todos sufriremos el mismo destino.

Antes de explicar el bautismo de agua en el Jordán y el bautismo de sangre en la crucifixión, explicaremos brevemente el significado de: Egipto, Moisés, Jesús, Nilo, Faraón y los niños de Israel.

Egipto representa la parte más baja y oscura del cuerpo. Esa parte del cuerpo debajo del plexo solar es Egipto o el Reino de la Tierra. Todo por encima del centro, constituye el Reino del Cielo. ("El Reino del Cielo está dentro de usted"). El pesebre o Beth.lehem, es el centro o el equilibrio.

Nilo, Moisés y la hija del Faraón, todo hace referencia a la generación. (Ver el desbordamiento del Nilo). Aumenta con el flujo de la luna. Moises significa "Sacado del agua". Los peces son sacados del agua. "Hay dos peces en nuestro mar" - Vaughn.

Vea el signo de Piscis, hay dos peces.

Jesús el Hijo de Nun. Nun es en hebreo, pez.

Moisés era el pez físico o generativo.

Las leyes de Moisés están en el plano físico.

Las leyes de Jesús eran espirituales. Jesús significa "Dios de Salvación" y la salvación viene de saliva o salivación, "Sal" es la sal que nos Salva. "Si la sal pierde su Sabor" esto es, el Salvador, ¿dónde será echada la sal?.

La saliva salva el cuerpo digiriendo (o masticando) la comida. La saliva es un tipo de aceite o ungüento y por tanto Jesús se compara con Cristo como Moisés se compara con Jesús. Moisés

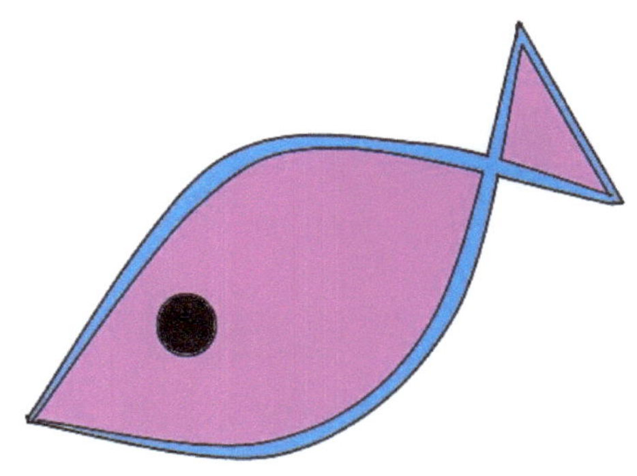

murió en el monte Nebo. Nebo representa el conocimiento. Jesús tomó el sitio vacante por la muerte de Moisés. Jesús fue bautizado por Juan en el Jordán - los fluidos son la sustancia de Cristo en la médula espinal y se convirtió en "Mi hijo amado del que estoy muy contento". No existe la J en los alfabetos griego y hebreo, por tanto, la palabra "Juan" I U A N significa "ALMA" o "Fluidos corporales" y no el Ego u Hombre Espiritual. Así que cuando el cuerpo muere, los fluidos mueren - por lo tanto, el hombre pierde su alma cuando pierde su cuerpo. Prevenir la pérdida del «Alma» y de la carne es la misión del Hijo o Semilla de Dios o el Hijo del Hombre.

Hay dos nervios muy pequeños que ascienden por encima del plexo solar, cruzan la base del cerebro y se unen en el Tálamo Optico, en el compartimento ocular. Estos nervios son como finos hilos y se llaman Ida y Pingala. Después de que la semilla o el pez han sido Cristianizadas (bautizadas), si se conservan y no se pierden en el deseo sexual, suben al "Gólgota", el lugar del cráneo donde se cruzan los dos nervios finísimos y permanece entonces tres días en la tumba de las tres cámaras de la glándula Pineal, entonces entra en el Tálamo Optico y "Dará LUZ a todos los que están en el Templo", es decir, Beth o el Cuerpo (las doce funciones representadas por los doce discípulos - los doce signos del zodíaco).

Pero debemos responder a la pregunta:

¿qué o dónde está la fuente del origen o el origen de estas semillas o Hijo redentor?

Y nuestra respuesta es:

Eter, Espíritu o Dios, pero son sólo nombres.

La Inteligencia Universal o El, infunde el aliento de la vida al hombre. Este elixir es transportado a través de los pulmones por las arterias que transportan el aire, donde se une a las sales celulares inorgánicas, materializadas (digeridas), y forman gránulos que se depositan en la carne y los huesos.

El estudio de la Astrología, Biología, Bioquímica, añadiendo la Fisiología, permiten entrar a uno al gran laboratorio de la Alquímia donde "Cuidadosa y maravillosamente se hace el templo del ser humano - el templo hecho sin ruido de sierra o martillo".

Antes de que el Neófito pueda desarrollar por completo toda la potencia del Tálamo Optico, el Ojo Divino que está dentro de su propio cerebro, debe comprender el significado de Or, Oro en especial la relación entre Word (Oración o Palabra) y Jordan.

I.or.dan (pues la J en hebreo no existe) es la palabra en el texto original. "I" se forma de Iod, la 10ª letra del alfabeto hebreo (arcano del Ermitaño) y significa "Mano" o el que crea. "Or" es Oro, no como metal, sino la "Preciada Substancia" - la semilla. "Dan" es Juez en hebreo, por tanto el Poder Creativo, operando a través de la preciada substancia, produce el Juicio o el hombre de buen criterio.

El cerebro superior es la reserva de este "Or" que es la materia gris, o el "Ungüento preciado" de Cristo.

"En el principio fue la Palabra (Oración) y la Palabra (Oración) es Dios".

"Todas las cosas fueron (son) creadas por él".

El cerebro superior es la Palabra (Or) y proporciona todo lo que el Hombre contiene o todo lo que es. Jesús no fue un Salvador hasta que le bautizó Juan en el Jordan. Entonces se convirtió en "el Hijo Amado".

¿Por qué se hace necesario el bautismo?,
porque hay dos peces:

Uno es Jesús, el Carpintero, el hombre;

Otro, Jesús Bautizado, el Cristo, el hijo de Dios.

La substancia Crística da la energía eléctrica o magnética a la semilla para poder cruzar los nervios en el Gólgota sin desintegrarse o morir.

Crucificar, significa añadir o multiplicar mil pliegues cerebrales. Cuando los finisimos nervios son traspasados (cruzados), ellos encienden todas las substancias inflamables que hay cerca. Cuando la semilla de Cristo cruzó el nervio en el Gólgota, el velo del templo se rasgó y hubo un terremoto y aparecieron las neuronas aletargadas, es decir, las células generativas del cuerpo se aceleraron o regeneraron.

La crucifixión o el cruce de la semilla de vida da poder para hacer vibrar la glándula Pineal de modo que origina que el Tálamo Optico llene el "Cuerpo Entero con Luz" y envíe su vibración hacia fuera del nervio óptico, del ojo físico y por tanto cura a los ciegos.

Escuchemos de nuevo al Nilo: Faraón representa una norma o una tiranía de los deseos sexuales. Israel representa la sangre y los niños de Israel son las moléculas de la sangre.

"Y como Moisés levantó la serpiente en el desierto"... Moisés, el primogénito, la semilla, deseaba regenerar la sangre y conducirla a la Tierra Prometida, así que elevó el deseo sexual, aquí simbolizado por la serpiente (Aquí se ve la tentación de Adan y Eva…). "Así tiene que ser levantado el Hijo del hombre" y se coloca sobre la cruz para alcanzar la glándula Pineal.

"Si soy elevado, arrastraré a todos los hombres hacia mí", atraeré todas las demás semillas hacia mí. Estudiar la etimología de "Man" (Ma(sa) en N(pez)) "Hombre" Uomus (masa).

El árbol en medio del jardín produce fruta todos los meses y sus hojas son curativas.

Al Mandamiento de no comer la fruta de este árbol, la humanidad no le ha hecho caso y la muerte es el resultado.

La serpiente dijo "Come y no morirás", pero mentía desde el principio ya que encubría el deseo de relaciones sexuales.

Un famoso catedrático de griego, de una de nuestras Universidades, dice que la traducción de muchos textos del Nuevo Testamento en lengua griega están equivocadas radicalmente. Por ejemplo, "El que salve su vida, la perderá y él que pierda su vida por mi causa, sobrevivirá", debe leerse: "El que salve su semilla - la vida - será liberado (será libre) y él que es liberado, podrá encontrarme", que significa que el "Pan lanzado sobre las aguas le redimirá".

"Galilea" representa un círculo de agua - los fluidos del cuerpo. "Jesús caminó sobre las aguas", es un símbolo de la semilla o pez, en su viaje. "Pedro", viene de petra (piedra), es un símbolo del pensamiento físico o material que es rescatado por el pez, Salvador.

El Tálamo Optico es llamado "el Cordero de Dios que quita los pecados del mundo".

El pecado (Sin, en inglés) viene de la letra hebrea Schin, que significa falta de conocimiento (sin conocimiento). El pecado no representa la injusticia o el crimen, aunque uno puede cometer un crimen o hacer el mal a través de la falta de conocimiento. "Pablo" dijo: "Muero diariamente…soy el jefe de los pecadores".

Revelaciones: "Y la lámpara es el cordero". La palabra "lamb" (cordero), termina en B, que significa casa o cuerpo de algún tipo. Ahora, el Tálamo óptico o único ojo central, es un cuerpo, como la bola externa del ojo; por lo tanto, Beth. Esto se llamaba cordero por los antiguos profetas.

Lámpara (lamp) termina con una P, que significa discurso, transmisión o irradiar, y viene de Peh, la 17ª letra del alfabeto hebreo con valor de 80 y fue utilizada para expresar luz o conocimiento, emanando o yendo por delante de este ojo o "Cordero de Dios".

"Como un hombre piensa en su corazón, así es él".

El cerebelo tiene forma de corazón y en Griego era conocido como el corazón. Al órgano que divide la sangre, le llamaban "Bomba Divisoria". El asiento del pensamiento es el Cerebelo. Nuestros pensamientos forman parte de nuestras vidas. Si pensamos continuamente por debajo del plexo solar, en el Reino de la Tierra, vivimos en los pensamientos de los placeres materiales, al nivel de los animales y somos materialistas. Si realmente deseamos ascender al Reino de los Cielos, debemos pensar en el proceso que nos permitirá realizarlo.

Cuando Jesús nació, lo "pusieron entre pañales". Ahora el germen psíquico (pez) se compone de esencia concentrada de vida y es recubierto por una tela delicada para protegerlo. Si esta tela que lo envuelve está rota, se pierde el "ungüento preciado", es decir, se desintegra y corrompe la sangre.

Para salvar este germen de vida, el hombre debe recordar, que como un hombre piensa, así es él. Mientras que el hombre debe abstenerse por completo del contacto sexual, también debe darse cuenta de que "quien mira a una mujer con lujuria, deseándola, comete adulterio con ella en su corazón".

Por la oración continuada conseguimos el Reino.

La envidia, el odio, la ambición y la codicia destruirán la cápsula que contiene el germen y se corromperá por tanto la sangre, tan cierto, como con el contacto sexual. El alcohol en todas sus formas engañosas es el archienemigo de este germen-vida y trata por todos los medios conocidos, como enemigo del hombre que es, de destruirlo.

"Ningún borracho heredará el reino de los cielos", porque el alcohol destruye la substancia redimida que permite al hombre comprender o pensar en su corazón las ideas del Espíritu.

El alcohol corta la cápsula que sostiene el Germen, que nace cada mes en Beth.lehem.

El alcohol se come el fruto del árbol de la vida.

La gula es otra enemiga de la regeneración. Todo el exceso de alimento, todo lo que no se quema en el horno - en el estómago y el tracto intestinal - todo lo que no es correctamente digerido, fermenta y produce el ácido que desarrolla el alcohol.

La auto intoxicación es común entre aquellos que comen demasiado. La mayoría come excesivamente.

El horno - el estómago y el tracto digestivo - se convierte en una destilería, cuando el alimento sobrante fermenta; y se convierte así en Babilonia, el hogar de las bestias y los pájaros impuros que satisfacen a la mente carnal.

Aquí tenemos la razón por la que la Enfermedad era considerada Pecado por los antiguos: "Curar al enfermo y echar a los demonios" es la misión del germen. "El que nace de Dios no puede pecar o estar enfermo, para que su germen permanezca en él". "La sangre de Cristo nos limpia de todo pecado"; por tanto de toda enfermedad.

Aquí está la explicación fisiológica:

Cuando la sustancia Crística, el ungüento del río Jordán, el aceite en la médula espinal, alcanza la glándula pineal, vibra de un modo que produce la sangre nueva - el nuevo vino -. Ésta es la sangre de Cristo que cura todas las enfermedades. A menos que, los así llamados Cristianos se arrepientan de sus pecados, el juicio final de la Iglesia está cerca; "Babilonia tu tiempo está cumplido, has sido puesta en la balanza divina y no cumples con la medida que Dios demanda. Tu reino desaparecerá y será entregado a los Persas", está escrito en la pared. La cabeza de oro caía para dar lugar al pecho y brazos de plata.

Aquí están las palabras que definen a un cristiano:
"Estos signos seguirán a aquellos que crean; pondrán las manos sobre el enfermo y se recuperará. Expulsarán a los demonios y resucitarán a los muertos. Todas las cosas que hago, tu las harás e incluso más".

Si hay un cristiano en la tierra hoy en día, permitirle estar de pie y mostrarse digno. "Al que venza yo daré a comer la fruta del árbol de la vida". Superar un hábito es dejar de hacerlo. Cuando el hombre terrenal es dirigido por el hombre espiritual - el Señor Dios - cesa de comer de la fruta, es decir, de perderla. Esta fruta es transportada hacia el cerebro y "se comerá en el Reino del Padre". "Y el último enemigo que se superará es la muerte". Superamos la muerte dejando de morir y no hay otro camino. "El que crea en mí, no morirá". Los que mueren son pecadores y por lo tanto, no son cristianos, porque Cristo Jesús estaba sin pecado. "El salario del pecado es la muerte". "Arrepiéntete, abandona el mal, toma la cruz, pide ayuda al Señor y él te dará abundante perdón". "Y al ser redimido por el Señor, podrás regresar a Sion".

Cuando la función sexual se utiliza para la reproducción de la Humanidad, no hay condena o pecado. La maternidad es sagrada, pura y divina. Pero la maternidad forzada, es un crimen. La Maternidad no deseada ha creado el espíritu de la guerra y del asesinato y casi ha destruido la humanidad. La unión sexual por mero placer es el ancho camino que conduce a la muerte. "Y no habrá más maldición" - Revelaciones. La palabra "maldición" no hace referencia a "jurar en Arameo". La maldición representa la fricción para moler, (un mineral se muele para que el cuerpo lo asimile). La declaración: "Entonces Pedro comenzó a maldecir y decir palabrotas… y de inmediato el gallo cantó", cuando se entiende fisiológicamente, se puede explicar completamente el significado de maldición.

El comercio sexual para el nacimiento de los niños donde los padres sacrifican a sus descendientes o la abstinencia total, está escrito a fuego en todas las páginas de las antiguas Escrituras y de la moderna biología.

"Y ví a una mujer vestida de Sol, teniendo la Luna bajo sus pies y doce estrellas sobre su cabeza".

El Sol es el "Hijo del Hombre", el producto de su propio cuerpo salvado y elevado. La Luna se refiere a la vida generativa. Doce estrellas son las doce funciones, caracterizadas por los doce signos zodiacales, que han dominado a través de la regeneración física.

La Srta. Ruth Le Prade, la poetisa de la Nueva Era, canta sobre el Reino como sigue:

"Soy una mujer libre. Mi canción
fluye de mi alma con fuerza pura y alegre.
Será escuchada a través de todo el sonido de las cosas -
Una canción de alegría donde no hay canciones de alegría.
Mi hermana cantante, cantando en el pasado,
cantó canciones melódicas pero no alegres-
Para la mujer el nombre era Dolor, y el esclavo
nunca estaba alegre, sin embargo sonreía".

"Soy una mujer libre. Pasé demasiado tiempo
prisionera en el polvo. Demasiado tiempo
Trabajaba duramente mi alma y fue sanada fácilmente con el
trabajo y podrida como el juguete de un esclavo.
Soy una mujer libre por fin
después de siglos desmenuzándose.
Libre para llevar a cabo y entender;
Libre para convertirme y vivir".

"Soy una mujer, libre. Con la cara
mirando hacia el sol, estoy avanzando
hacia el amor que no es lujuria,
hacia el trabajo que no es dolor,
hacia el hogar que es el mundo,
hacia la maternidad que no es forzada
y hacia el hombre que también debe ser libre".

"Con la cara mirando hacia el sol,
fuerte y radiante,
avanzo, cantando,
y mi canción es tan libre
como el alma de la cual fluye.
Avanzo hacia lo que es, pero no era;
Yo, mujer libre, avanzo cantando,
y con la cara mirando hacia el sol.
Dejé a la Ignorancia y la Tiranía
temblar ante el sonido de mis pies".

"Cuando reces, entra en tu alcoba y ruega al Padre en secreto y él te recompensará abiertamente".

La palabra Secreto se deriva de Secreciones. La mente superior, el Cerebro, contiene las secreciones, materia gris creativa que construye y provee toda la fuerza de vida al Templo Humano, el Alma del Hombre (templo de Salomón). Por lo tanto Dios, el Creador, mora en ti. El Cerebro es su trono. Rezar o expresar los deseos en el Cerebelo para la rectitud, tienen respuesta en el Cerebro. Por tanto, por el Rezo interior a Dios y de ninguna otra manera, el hombre puede vencer al adversario o a la "mente carnal que está enemistada con Dios".

Ahora consideremos a la Virgen Maria. Virgen pura. Mar-ia, o mar (agua). Virgen Maria, agua pura. Mar puro. Éter puro o Espíritu. Los peces salen del agua. El agua o fluidos del cuerpo dan a luz la semilla o pez.

No se menciona a la Virgen Maria en la alegoría tras la ascensión de Cristo Jesús - el pez redimido -. Cada persona, varón o hembra, debe "cultivar su propia salvación".

Toda la así llamada reforma sexual, en que se tolera la unión de sexos, puede responderse como sigue:

"Hay un camino
aparentemente recto para el hombre
El final del cual es la muerte".
"En mi Reino no hay bodas, ni convivencia,
pues son como los
Angeles del Cielo".

El Edén, la buena morada y la Tierra Prometida, representan lo mismo. Los niños, las moléculas de sangre, de Israel cruzaron el Jordán para alcanzar el Edén.

Jordán es la médula espinal, cruza los nervios pneumo-gástricos y en la unión de esta médula con el cuerpo conocido como bulbo raquídeo, conecta con el cerebelo, que es la antesala del Edén, la cabeza, el "Tálamo" o cámara que contiene el "Ojo Unico", la glándula pineal y el cerebro superior o cerebelo.

El jardín del Edén es el cuerpo humano.

El plexo Solar (en el centro), junto con el plexo pneumo-gástrico y sus ramas, son el "Arbol de la Vida".

El nervio pneumo-gástrico también se llama nervio vago, porque sus ramas vagan. El vagabundo, errante, viene de vago, vagar.

"Un río sale del Edén para regar el jardín - el río es la saliva - y desde allí se parte en cuatro brazos. El nombre del primero es Pishon; el segundo, Gihon; el tercero, Hiddekel; el cuarto, Euphrates. Pishon es la orina; Gihon es el tracto intestinal; Hiddekel es la sangre; Euphrates los fluidos nerviosos, especialmente el creativo.

Abram y Sara o Sarai, agregaron la letra H a sus nombres cuando el ángel se les apareció y les dio instrucciones - Génesis 16, 17 y 18. H viene de Heh, la 5ª letra del alfabeto hebreo y representa un campo o una visión. El significado que se da a Heh (H) en los símbolos de la Cábala Judía y del Tarot es como la "Percepción Espiritual".

Sarah dio a luz a Isaac después de esta regeneración. Isaac significa la risa, un símbolo de la felicidad; así que esta historia es un símbolo de la regeneración física.

La historia de Job es evidentemente una fábula. Las letras: I O B (no hay J en el alfabeto hebreo), calculado numéricamente da 19, que significa "Sol" la "luz resplandeciente".

La regeneración desarrolla el Tálamo Optico o Unico Ojo, suministrando el aceite necesario para alumbrar la cámara o el Edén. "El Templo que no necesita ninguna luz externa (ni del Sol, ni de la Luna, ni de las Estrellas".

Job, en el nivel generativo, significa la experiencia representada en el plano terrenal, pasando grandes pruebas, tribulaciones y enfermedades; mientras pensaba mucho acerca de Dios, mantuvo su fe intacta, pero no podía entenderlo todavía.

Pero después de su regeneración, exclamó: "Podía escucharte pero ahora además te veo". Me di cuenta gracias al Tálamo Optico no por mis ojos.

Aquí tenemos otra prueba de que la regeneración abre el Tálamo Optico - Ojo que está detrás de los ojos -.

Y ahora para concluir:

Ninguna página de las maravillas del cuerpo humano - el templo del Dios vivo - es más científicamente divina que la parábola siguiente:

"El hombre insensato construyó su casa en la arena
y la lluvia se la llevó".
"El hombre sabio construyó su casa en una roca
y soportaba las tormentas, pues estaba construida
sobre una piedra".

La Biblia es una recopilación de Astronomía, Fisiología, símbolos de Anatomía, alegorías y parábolas.

En términos técnicos de Química moderna y de Fisiología, el texto anterior se explica de la siguiente manera: arena y cemento forman rocas o piedras. Arena sóla, sin ningún tipo de cemento, es inestable, simplemente "son arenas movedizas".

La glándula Pineal, la Dínamo que hace funcionar el organismo de hombre, está compuesta de arena más un cemento, un ungüento, un aceite que se encuentra, como ha sido explicado, en gran cantidad en la Médula Espinal, tambíén, hasta cierto punto, en todas las partes del cuerpo. Cuando este cemento se malgasta, como malgastó su substancia el Hijo Pródigo, en una vida desenfrenada, se tiene una deficiencia de este aceite tan preciado, la glándula Pineal se torna frágil y no vibra en la manera que pueda vitalizar los tejidos y la sangre en salud y resistencia, entonces la casa, Beth o cuerpo, se debilita.

En la jerga común de hoy en día, decimos: "Es inestable, tiene poco cemento la arena".

Las sales minerales de la sangre eran llamadas "Sal" por los hebreos. Las sales celulares que se encuentran en la glándula Pineal son principalmente: Fosfato de Potasio, la base de la materia gris, la inteligencia; pero las 12 sales inórganicas están representadas también.

En Revelaciones, la glándula Pineal es llamada "Piedra Blanca". En Bioquímica, el Fosfato de Potasio se da como sal natal de las personas de signo Aries.

Aquellos que construyen su casa en una roca son quienes ahorran la substancia que se une con la Sal - sales celulares - y forma la roca sobre la que un Cuerpo puede construirse libre de pecado y enfermedad.

La misión de Jesús, el Cristo, era triunfar sobre la muerte y la tumba, sobre la materia, transmutar su cuerpo y también poder materializarse a voluntad. No sólo consiguió hacer esto, sino que nos indicó, lo más enfáticamente posible, que:

todas las cosas que Yo hago, vosotros también podréis hacerlas, incluso más.

¿Proclamó la verdad?
¡Responde tú, hombre de poca fe!
"La Roca del Tiempo se agrietó para mí
y me dejó esconder en Ti".

Y la Substancia Cristica creará el cemento que complete el puente de piedra de tres arcos que cruza el abismo, entre la orilla de la concepción y la del nacimiento. Por lo tanto:

"Mortal vuélvete Inmortal" y el último enemigo, la muerte, será superada.

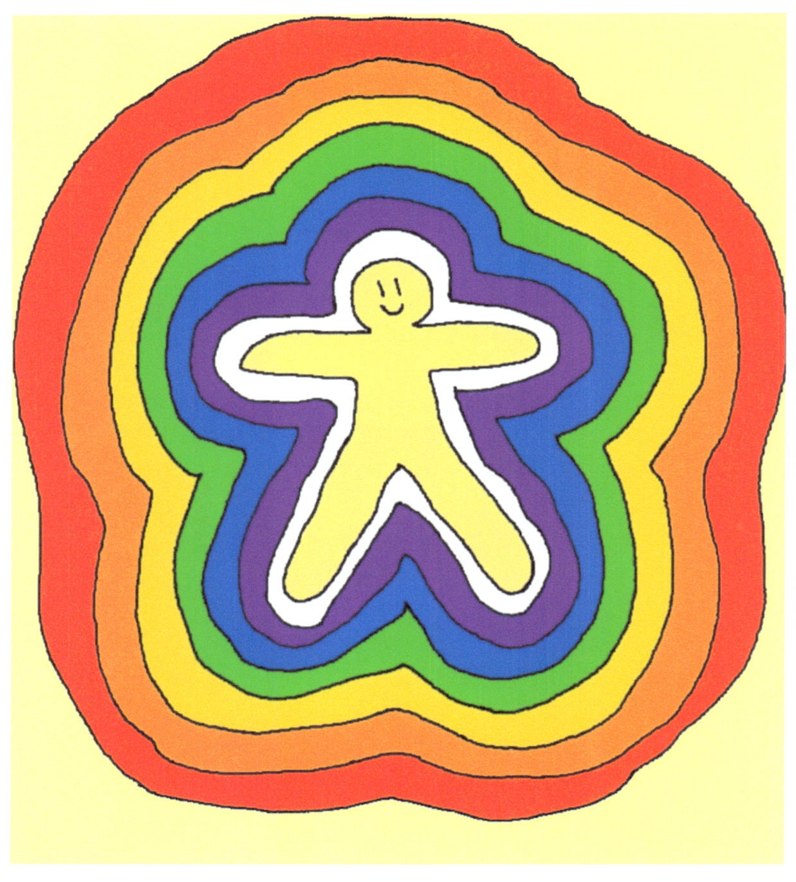

Visión de la Inmortalidad

Creo que era el mediodía de un día perfecto y que estaba completamente despierto. Estuve de pie sobre una cumbre en el Sur de California y mire hacia el Oeste. Vi el cuadro limpio del mar de Balboa. La isla de Catalina reflejaba sus colinas y peñascos en las nieblas que se encrespaban, se levantaban y retorcían como si estuvieran vivas y el espejismo creció y se propagó, incluso imaginaba que la nueva Jerusalén estaba descendiendo de los cielos.

Hacia el Este, los picos de Sierra Madre cubrieron con un velo sus cabezas, ligeramente con neblina y nubes en forma de borreguito, como para dominar así, suavemente, su fama inefable. Ví los troncos limpios de los eucaliptos, las ramas de pimientos colgantes y los campos de naranjos. El pájaro burlón creaba una melodía en las orejas de Deity y me pregunté en voz alta, "¿No es esto la Inmortalidad? ¿No soy Inmortal?".

Y luego una voz, melodiosa y dulce como la voz de la Madre Infinita, salió de todas partes y escuché las palabras: "Sí eres inmortal". Tú presenciaste la precipitación del Esplendor Divino cuando Dios dijo: "Hágase la Luz". Tú oíste como el lucero del alba cantaba la Epopeya de la Creación. Tú viste la primera procesión de las Constelaciones. Tú viste a Orion iluminar con su lámpara que arracimaba hacia fuera, en los cielos Vírgenes Meridionales. Tú viste al Arquero elevarse desde el mar desconocido del silencio y vigilar el Polo Norte. Tú viste la primera acometida del Cometa ardiente emergiendo de las imponentes esferas del espacio ilimitado, extender a través de los alcances inmensurables su polvo de estrella, llevando sobre su frente llameante la alegre inteligencia de que la ley es perfecta; esos Soles, Estrellas, Sistemas obedecen el impulso Cósmico y la Eterna Palabra. En el funcionamiento de la sabiduría, vendrá el tiempo en que el manto extenso de la creación vibre en el arrebato universal y se tambalee con su caída, los elementos se derretirán en el calor ferviente, morirá el último Sol y los "Cielos se replegarán simultáneamente como un rollo de pergamino", todavía lo dudas, permanece de pie, tranquilo y

> "¡Oh! las ruinas sonríen
> enciende tu antorcha otra vez
> en la pira de la Naturaleza".

Entonces oí que las cornetas cantaban la tregua a lo largo del frente de guerra. Ví las banderas de guerra recogidas. Los soldados fueron transformados en hombres. Regresaron a sus casas, a sus tiendas, a los campos, huertos y jardines. Los niños reían y las mujeres amaban. El cacique y el verdugo se jubilaron y se olvidó el horror. La hierba creció sobre las trincheras, las flores florecieron sobre las fortalezas desoladas, las enredaderas treparon sobre los arsenales y las naves de guerra se oxidaron en los puertos. La tierra fue bautizada con la Luz Dorada del Amor.

Con el "Ojo detrás de los ojos"
"Ví la Ciudad Sagrada al lado del Mar sin mareas" y escuché a los ángeles tocar sus arpas de Oro.

INDICE

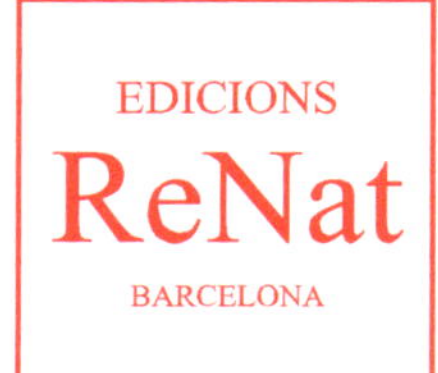

Editado y Traducido en España por:
Edicions Renat, S.L.
www.edrenat.es
ISBN: 978-84-935934-2-1
Ilustraciones: Susana Puig Gerez
www.suhsucreacions.es